护理基础知识1000题

上海市护理质量控制中心 编

上海科学技术文献出版社

图书在版编目（CIP）数据

护理基础知识1000题 / 上海市护理质量控制中心编．一上海：上海科学技术文献出版社，2008.7
ISBN 978-7-5439-3580-8

Ⅰ．①护… Ⅱ．①上… Ⅲ．①护理学—问答 Ⅳ．①R47-44

中国版本图书馆CIP数据核字(2008)第069551号

责任编辑：忻静芬

护理基础知识1000题
HULI JICHU ZHISHI 1000 TI
上海市护理质量控制中心 编
出版发行：上海科学技术文献出版社
地　　址：上海市长乐路746号
邮政编码：200040
经　　销：全国新华书店
印　　刷：昆山亭林彩印厂有限公司
开　　本：787×1092　1/16
印　　张：13.5
字　　数：219 000
版　　次：2008年7月第1版　2020年1月第8次印刷
书　　号：ISBN 978-7-5439-3580-8
定　　价：20.00元
http://www.sstlp.com

编 委 会

前　言

为便于护理人员掌握护理基础理论、基本知识和基本技能，更好地为患者服务，上海市护理质控中心组织护理质控专家委员和资深护理专家编写了本书。

本书参照普通高等教育“九•五”、“十一•五”国家规划教材《基础护理学》、《外科护理学》、《内科护理学》及卫生行政部门有关文件内容，把临床护理人员在护理工作中常涉及到的基础理论、基本知识编写成书。全书共1 000题，包括：基础护理、内科护理、外科护理、急救护理、妇产科护理、儿科护理、眼耳鼻喉科护理等。本书以问答形式编写，简单明了，易学易懂，实用性强，是临床护理人员解决实际问题的指导书。

本书也可作为各级医疗机构对护理人员进行“三基” 培训和考核参考用书。

由于编写时间仓促，书中难免有不成熟和疏漏之处，敬请专家、护理同仁及广大读者在实践过程中提出宝贵意见，使之不断完善！

编　者

2008年4月

目　录

基础护理学

内科护理学

外科护理学

其　他

基础护理学

患者环境与健康（1～25题）

1.简述人类环境的分类及影响健康的因素。

答：分类：生理环境、物理环境、心理社会环境。

因素：自然环境：包括大气污染、水污染、土壤污染、噪声污染、吸烟烟雾污染、温度过高或过低、辐射、废料、室内空气污染。

社会环境：社会经济、社会阶层、社会关系、文化因素、生活方式、卫生服务。

2.病室最适宜的温度和湿度是多少?

答：一般人最适宜室温在18～22℃；新生儿及老年人室温以22～24℃为佳；室内相对湿度为50%～60%。

3.病室湿度过高或过低对人体有何影响?

答：湿度过高或过低都会给患者带来不适感。湿度过高，蒸发作用弱，可抑制出汗，患者感到潮湿、气闷，尿液排出量增加，加重肾脏的负担；湿度过低，空气干燥，人体蒸发大量水分，引起口干舌燥、咽痛、烦渴等表现，对呼吸道疾患或气管切开患者尤其不利。

4.如何满足住院患者的身心需要?

答：协助患者了解和熟悉环境，满足患者对疾病知识的需求，鼓励患者参与决策、满足患者交往的需要，做好健康教育及出院指导。

5.患者常有的角色适应证有哪些?

答：1.角色行为冲突：指患者患病后不能很顺利进入患者角色，仍放不下病前承担的角色，产生烦躁不安、郁闷或焦虑。

2.角色行为缺如：不承认或不愿承认自己的病，如精神病患者不承认自己有病；青年人生了病不以为然；患有气管炎仍吸烟等。

3.角色行为强化：患者已基本康复仍感觉自己体力、精力不行，过分依赖于他人，希望得到更多的关怀照顾。

6. 治疗性沟通的目的是什么？

答：治疗性沟通的目的是为了更好地了解患者的情况，制订切实可行的护理计划和措施，评价护理效果等，为患者提供更有效的护理。

7. 影响患者安全的因素有哪些？

答：影响患者安全的因素包括物理性（机械、温度、压力性、放射性）损伤、化学性损伤、生物性损伤、心理性损伤、医源性损伤。

8. 简述舒适的定义和相关因素。

答：舒适是个体在其环境中保持一种平静安宁的精神状态，是一种自我满足的感觉，是身心健康、没有疼痛、没有焦虑的轻松自在的感觉。舒适是主观感觉，每个人根据自己的生理、心理、社会、精神、文化背景等特点和经历对舒适有不同的理解和解释。

9. 导致患者不舒适的社会因素有哪些？

答：1. 缺乏支持系统。

2. 生病后对经济、工作、家庭、学习的忧虑和担心。

3. 生活习惯的改变。

4. 缺乏安全感。

10. 患者健康环境应注意的因素有哪些？

答：1. 空间：保证患者有适当的空间，床与床之间距离不得少于1米。

2. 温度：适宜的温度有利于患者的康复。

3. 湿度：湿度影响皮肤蒸发散热的速度，影响人对环境的舒适感。

4. 通风：通风换气可变换室内的温度和湿度，刺激皮肤的血液循环，刺激汗液的蒸发及热的散失，降低室内空气污染。

5. 噪声：噪声令人不愉快，影响健康，甚至造成听力丧失。

6. 光线：日光是维护人类健康的要素之一，不同的患者对光的需求各异。

7. 装饰：环境颜色装饰配合得当可使患者身心舒适，产生医疗效果。

11. 如何帮助患者建立健康的心理环境？

答：1. 帮助患者维护和提高个人控制能力：让患者保留一些自己喜爱的东西。

2. 协助患者克服失落感：介绍医院环境，鼓励亲朋看望。

3. 积极给予心理支持：鼓励患者参与自己护理计划的制订等。

12. 舒适包括哪四个相互关联的因素?

答：1.身体因素：机体的感觉和知觉。

2.社会因素：个人、家庭和社会的相互关系。

3.心理精神：内在的自我意识，包括尊重、社交、价值观等。

4.环境因素：围绕人的外界事物，光线、噪声、温度、颜色和自然环境。

13. 马斯洛层次需要论内容有哪些?

答：1.基本生理需要：空气、水、食物、睡眠、休息等。

2.安全的需要：身心安全，不受威胁，损害。

3.爱与归属的需要：在社会、家庭中有归属，有友情、亲情、爱情等。

4.自信和尊重的需要：有自信并受到社会的承认、尊重等。

5. 自我实现需要：自己理想实现，有满足感，有贡献等。

这些需要是相互联系而又呈层次状，人只有这些需要得到满足才能保持健康。

14. 心理健康的概念是什么?

答：心理健康是指人们对于环境及相互间具有最高效率及快乐的适应情况。心理健康的人应能保持平静的情绪、敏锐的反应能力、适应于社会环境的行为和愉快的心情。

15. 心理健康的标准有哪些?

答：1.保持开朗的心境：自己有能力排除心理困扰，持续稳定的保持愉快、自信。

2.具有自知之明：能正确评价自己，不妄自尊大、妄自菲薄、放弃进取机会，能面对现实，正确认识事物。

3.和谐的人际关系：乐于和他人交往，以尊重、信任、宽容、谅解的积极态度与他人相处，给予并接受友谊。

4.保持统一人格：在正确人生观和信仰支配下，形成崇高的理想和抱负，不会因私欲背弃信仰，个人的需要、愿望、理想、目标可受完整人格所制约。

16.心理健康的作用是什么?

答：1.增强躯体健康：心理健康是维护和增进人们躯体健康的要素，具有防病抗病作用，又可对疾病治疗和康复具有积极转化效应。

2.开发人生潜能：研究证实，身心健康者即使80岁，其智力仍缓慢发展。

17.何谓健康教育?

答：健康教育是一种有计划、有目标、有评价的系统教育活动，通过教育帮助患者形成正确的行为和观念，促进身心健康。

18.患者需要的基本特点和主要内容有哪些?

答：患者需要的基本特点：需要的错综复杂性、需要的不可预见性、需要的不稳定性等。

患者需要的主要内容：健康的需要、安全的需要、适应的需要、归属的需要、安抚的需要、信息的需要、刺激的需要及尊重的需要等。

19.入院介绍包括哪些内容?

答：认真介绍床位负责医生、负责护士、护士长、作息制度、探视制度、查房制度等，协助患者熟悉病区环境和生活设施。

20.如何为出院患者进行健康指导?

答：护士应根据患者病情及康复程度，对患者进行健康指导，包括出院后注意事项、服药、饮食、休息、功能锻炼及复诊时间等，并诚恳听取患者住院期间的意见，以便改进工作。

21.信息传递过程中引起偏差的主要因素有哪些?

答：1.个人方面：情绪因素、生理因素、智力和知识因素、社会因素等。

2.环境方面：发出信息和接受信息的位置、距离、场合、时间、环境、噪声等。

22.护理诊断的概念是什么?

答：护理诊断是对患者的生理、心理、社会文化、发展及精神方面所出现的健康问题反应的说明，这些健康问题的反应属于护理职责范畴，可以用护理的方法来解决。

23.构成护理的四个基本概念是什么?

答：1.人：是护理的对象。人具有生物属性和社会属性；人具有生理、心理、社会的多层需要，人包括个体、家庭和群体。

2.环境：包括人赖以生存的自然环境、社会环境和人体本身的内环境。环境是动态的，可以适应和改变。

3.健康：健康和疾病是生命连续体中的一对矛盾。这对矛盾相互作用于生命的任何时期，都以人的功能状态来体现。健康不仅是躯体无疾病，而且有完整的心理状态和良好的社会适应能力。

4.护理：贯彻于人的整个生命周期，帮助人与环境保持平衡。

24.整体护理的思想内涵是什么？

答：1.强调人的整体性：人是一个由各部分组成的有机体，各部分之间相互影响、相互作用，包含身心相互作用、相互影响的开放式不断变化的整体。

2.强调护理的整体性：护理要为护理对象提供包括生理、社会、心理、文化、精神等多层面全方位的护理。

3.强调专业的整体性：护理专业是一个由相互关联和相互作用的部分组成的整体，包括临床护理、护理管理、护理科研等以及护理人员之间、护患、医护之间等相互联系、相互协作的一个系统的科学的整体。

25.护患关系的影响源主要有哪4种？

答：1.语言：护患之间，语言是特别敏感的影响物。影响人的心理和整个机体的状况，乃至健康，成为生理和心理的治疗因素，是心理护理的重要手段。正确使用语言能赢得对方信任，建立良好关系。

2.行为举止：行为是思想的外在表现，是人际间交流的另一种重要方式，正确的行为举止能消除患者疑虑，带给患者心理安慰。

3.工作态度：严肃认真、一丝不苟的工作态度使患者获得安全感、信赖感。

4.情绪：护理人员的工作情绪对患者有很大感染力。积极情绪产生正效应；消极情绪会使患者变得悲观、焦虑。

膳食和营养（26～60题）

26.何谓人体六大类营养素？

答：蛋白质、脂肪、糖类、无机盐、维生素及水。

27.机体热量是怎么产生的？

答：机体热量的提供是由蛋白质、脂肪、糖类经过氧化分解，由食物的化学能转变为热能而释放出来，供给人体能量，以维持人体生命、生长发育及从事劳动与各种活动的需要。

28.“营养是第二药房”的含义是什么？

答：合理、良好的饮食与营养对于健康、疾病的治疗都有着重要的作用。良好的营养为人们正常生理活动提供了物质与热量的保证，合理的营养饮食有助于疾病的康复，是一种积极的治疗因素，所以人们常称“营养是第二药房”。护士必须掌握营养原则和食物成分的知识，为患者进行科学的饮食与营养指导。

29.三大营养素所产生的热量各是多少？

答：蛋白质17 kJ/g（4kcal/g），脂肪38 kJ/g（9kcal/g），糖类17 kJ/g（4 kcal/g），但各种营养素的特殊动力作用不同，以蛋白质的动力作用最强，相当于其本身所供热量的20%左右，脂肪为4%～5%，糖类约为5%～6%。

30.影响机体营养的因素有哪些？

答：1.生理因素：年龄不同对食物喜好、食物量及营养素的需要各不相同，特殊生理阶段需求量也不同。

2.病理因素：各种疾病对食物的摄取、消化、吸收等都有不同的影响。

3.心理、社会、文化因素：各种情绪变化及不正常的心理状态及社会文化背景、习俗、经济状况和营养知识的缺乏等，均可影响机体对营养素的要求。

31.试述我国常用的标准体重计算公式。

答：男性：标准体重（kg）= 身高－105（cm）

女性：标准体重（kg）= 身高－105－2.5（cm）

$$\text{实际体重占标准体重的百分比} = \frac{\text{实际体重}-\text{标准体重}}{\text{标准体重}} \times 100\%$$

百分比在±10%之内为正常体重，增加10%～20%为过重，超过20%为肥胖，减少10%～20%为消瘦，低于20%为明显消瘦。

32.饮食对药物作用的影响有哪些？

答：1.促进药物吸收和增强疗效，如酸性食物增加铁剂的溶解度，促进铁的吸收。

2.干扰药物吸收和降低疗效，如补充钙时不宜同时吃菠菜，因为菠菜中有大量草酸，与钙结合影响钙的吸收。

3.改变尿液pH值从而影响疗效，如蛋、肉、鱼等在体内代谢产生酸性物质；牛奶、蔬菜、豆制品形成碳酸氢钠影响尿pH值，影响药效。

33.医院饮食的种类有几种？

答：医院膳食分为基本饮食（普通饮食、软食、半流质、流质）、治疗饮食（高热量、高蛋白质、低蛋白质、低脂肪、低胆固醇、低盐、无盐低钠、高纤维素、糖尿病饮食、溃疡病饮食等）和试验饮食（胆囊造影饮食、潜血饮食、肌酐试验饮食等）。

34.何谓治疗饮食？

答：治疗饮食是在基本饮食的基础上，添加或减少某种营养素，以适应病情需要，从而达到促进疾病康复的作用。

35.何谓要素饮食？

答：要素饮食又称元素膳，是一种化学组成明确的精制食物，含有人体所必需的易于消化吸收的营养成分，包括氨基酸、单糖、必需脂肪酸、维生素、无机盐和微量元素，无需经过消化过程，可直接被肠道吸收和利用，为人体提供热量及营养。

36.何谓低盐膳食？适用范围有哪些？

答：低盐膳食是指每日钠摄食 < 1 500 mg，每日食盐 < 2 g。

适用范围：心血管疾患、慢性肾炎、尿毒症、水肿、腹水、妊娠高血压综合征等。

37.何谓少钠膳食？适用范围有哪些？

答：少钠膳食是指每日钠摄食 < 500 mg。除限制低盐食物外还应限制咸馒头、面条、豆干、芹菜、茼蒿、菠菜、大白菜等。

适用范围：心力衰竭、肝硬化严重腹水、急性肾炎、急性及慢性肾衰竭少尿及无尿期。

38.何谓低蛋白质膳食？适用范围有哪些？

答：低蛋白质膳食是指每日蛋白摄入 < 20 g。

适用范围：肝性脑病前驱期、部分肾脏疾病，如尿毒症、氮质血症及慢性肾炎等。肝病以素食为主，仅供应少量荤菜或豆类。肾病以补充优质蛋白质为主，忌豆类及豆制品。

39.何谓低脂饮食？适用范围有哪些？

答：低脂饮食是指每日脂肪摄食 < 40 g，每日烹调油摄食 < 20 g。限制奶、蛋黄、核桃、花生等，忌油炸食物。

适用范围：心血管疾病，如冠心病、动脉粥样硬化、高脂血症；肝、胆、胰疾病，如肝硬化、肝炎、慢性胰腺炎、阻塞性黄疸、肝胆胰术后肥胖症。

40.何谓低胆固醇饮食？适用范围有哪些？

答：低胆固醇饮食是指每日胆固醇摄食 < 300 mg。忌食动物内脏。

适用范围：高血压、心血管疾病、高胆固醇血症。

41.何谓高蛋白质膳食？适用范围有哪些？

答：高蛋白质膳食是指蛋白质每日供应量：100～120 g。忌油炸、肥肉、动物油脂等。

适用范围：高代谢性疾病，如烧伤、肿瘤、甲亢等；肝硬化；低蛋白质血症；肾病综合征；孕妇、哺乳期等。

42.蛋白质的主要功能有哪些？

答：蛋白质是维持生命的重要物质基础，机体的每一个细胞和所有的重要组成部分都有蛋白质参与。其主要功能是：构成和修补人体组织；构成酶和激素的成分；构成抗体；调节渗透压；供给热量。

43.脂肪的主要功能有哪些？

答：脂肪是组成人体组织细胞的一个重要组成成分。类脂为婴幼儿生长发育所必需，存在于细胞膜与脑、神经组织中，固醇可合成固醇类激素。中性脂肪可供给热量，构成组织脂肪与储存脂肪。其主要功能是：促进脂溶性维生素的吸收及利用；构成人体组织；供给必需脂肪酸；维持体温，保护脏器；改善食物感官性状。

44.简述糖类组成及功能。

答：糖类又称碳水化合物或醣，是由碳、氢和氧3种元素组成。在人体内经过消化转变为单糖而被吸收，是供给热量的主要营养素。

其主要功能是：提供热量，构成神经细胞，保肝解毒，促进脂肪氧化。

45.何谓维生素？如何分类？

答：维生素是一种有机物质，是人类代谢不可或缺的有机化合物。大多数维生素是机体内酶系统中辅酶的组成部分，它对维护人体健康，促进生长发育和调节生理功能有重要作用。大部分维生素不能在体内合成或合成不足，必须从食物中摄取。

维生素一般分为两类：脂溶性和水溶性。

46.微量元素有什么作用？

答：微量元素是构成机体某些有特殊生理功能物质的重要成分，如血红蛋白和细胞色素酶系统中的铁；甲状腺中的碘和谷胱甘肽过氧化物酶中的硒等。

47.何谓水溶性维生素？

答：此类维生素只溶于水，主要有B族维生素和维生素C，如维生素B_1、维生素B_2、维生素B_5、维生素B_6、叶酸和维生素C。

48.何谓脂溶性维生素？

答：这类维生素只溶于脂肪或脂肪溶剂中，包括维生素A、维生素D、维生素E和维生素K。

49.维生素A的作用是什么？维生素A含量较高的食物有哪些？

答：维生素A主要功能是促进生长发育，保持皮肤和粘膜的健康，维持正常的夜视功能等。维生素A只存在于动物性食品中，植物中的胡萝卜吸收后可在体内转变为有生理活性的维生素A，含维生素A及胡萝卜素丰富的食物有动物肝脏、鱼肝油、奶制品、禽蛋类、有色蔬菜（如菠菜、胡萝卜）及水果等。

50.维生素D的功能是什么？维生素D含量较高的食物有哪些？

答：维生素D是类固醇的衍生物，主要功能是促进钙、磷的吸收，使钙、磷最终成为骨骼组织的基本成分。缺少维生素D易引起佝偻病。维生素D以海鱼肝脏含量最高，其他如动物肝脏、蛋类、奶类中亦含少量维生素D。另外，经过日光中紫外线照射，皮肤中7-脱氢胆固醇亦可转化为维生素D。

51. 何谓高热量饮食？适用范围有哪些？

答：高热量饮食是指每日总热量约为12.55MJ（3 000 kcal）。

适用范围：甲状腺功能亢进、结核、大面积烧伤、肝炎、胆道疾患、体重不足患者及产妇等。

52. 何谓试验饮食？

答：试验饮食是指在特定的时间内，通过对饮食内容的调整来协助诊断疾病和确保实验室检查结果正确性的一种饮食。

53.临床上采用的试验饮食有哪几种？

答：临床上采用的试验饮食有：胆管造影膳食；潜血试验饮食；内生肌酐清除率试验饮食；尿浓缩功能试验饮食；甲状腺碘试验饮食；葡萄糖耐量试验饮食等。

54.试述潜血试验饮食的目的及注意事项。

答：目的：检查大便潜血，协助诊断消化道有无出血性疾患。

注意事项：须在试验前3日内禁食肉类、肝类、血类食物、绿色蔬菜及含铁剂药物和食物，以免影响检验结果判断。

55.胆囊造影为什么要进高脂肪试验饮食？

答：在做胆囊造影时给患者进高脂肪饮食，因为脂肪类食物进入十二指肠后，刺激肠黏膜产生胆囊收缩素，引起胆囊收缩和排空，以协助检查。

56.简述胃的活动形式和生理功能。

答：胃的活动形式与其生理功能是相互对应的。主要包括：胃的容受性舒张运动及储存食物的功能；胃的紧张性收缩运动及形成食糜的功能；胃的蠕动及运送食糜的功能。

57.试述鼻饲的注意事项。

答：1.每次鼻饲前均需证实胃管在胃内，见有胃液抽出，再缓缓注入少量温开水，然后灌注流质或药液，注射完毕需再注少量温开水冲洗胃管。

2.药片需碾碎溶解后注入。

3.每次鼻饲量不得超过200 ml，间隔时间不得少于2 h。

4.长期鼻饲者，应每日做口腔护理，普通胃管每周更换1次，硅胶胃管每月更换1次。

58.试述管饲饮食的管理。

答：管饲饮食应现用现配，室温下不宜超过6 h，未用完的宜保存于冰箱内，24 h用完，以防变质。管饲液的温度应保持在38℃左右，过冷可引起腹泻、腹胀、腹痛，过热可引起灼伤。管饲液的量应从少量逐渐增加，浓度宜从低浓度开始，逐渐增加溶质的量以提高浓度。应注意观察患者有无腹水、发热、昏迷等症状，是否出现“管饲综合征”。并注意观察患者有无恶心、呕吐、腹胀、腹泻等消化不耐受症状，及时与医生取得联系，停用时应逐渐减量，以防发生低血糖反应。

59.胃管留置的深度是多少？插入时的观察要点有哪些？

答：成人插入深度为45～55 cm（小儿为18～24 cm），相当于从患者鼻尖至耳垂，再到剑突的长度。插管过程中要注意观察，一旦患者出现咳嗽、呼吸困难、发绀等情况，表示误入气管，应立即拔出。

60.确定胃管在胃内有哪3种方法？

答：1.接注射器抽吸，有胃液被抽出。

2.将胃管末端放入盛水的碗内，无气体逸出。

3.置听诊器于胃部，用注射器从胃管注入10 ml空气能听到气过水声。

屏障保护与活动（61～90题）

61.口腔护理目的是什么？

答：1.保持口腔清洁、湿润，预防口臭，促进食欲，使患者舒适。

2.预防口腔感染及其他并发症。

3.观察口腔黏膜和舌苔变化及特殊的口腔气味，提供病情的动态信息。

62.口腔护理操作要点有哪些？

答：1.向患者解释以取得配合。

2.患者头侧向操作者，取治疗巾围于颈下，置弯盘于口角旁。

3.观察口腔黏膜有无出血点、溃疡、真菌感染及舌苔性质，有活动性假牙的需取下妥善保管。

4.将漱口液倒入药碗，用弯止血钳夹棉球，小镊子协助绞干棉球。由内至外擦净牙齿各面及颊部、舌面、软腭。擦洗完毕，给予漱口，擦干面颊部。

5.酌情处理口腔疾患，口唇干裂者，可涂润唇剂。

63.口腔护理注意事项有哪些？

答：1.擦洗动作要轻柔，避免损伤口腔黏膜及牙龈，擦洗舌面及软腭勿过深，以防恶心。牙缝牙面应纵向擦洗。

2.昏迷患者禁漱口，需用张口器时，应从臼齿处放入，牙关紧闭者不可用暴力使其张口。血管钳须夹紧棉球，每次1只，防止棉球遗留在患者口腔内，棉球不能过湿，以免造成误吸。

3.有活动假牙应取下清洗后给患者戴上或浸于清水中备用，不可浸泡在乙醇或热水中。

64.床上洗发关键注意点有哪些？

答：1.控制掌握室温，注意保暖。

2.操作时要注意保护被褥、衣服不被打湿，勿使水流入患者的眼、耳内，揉搓力量适中。

3.掌握水温41～46℃，避免直接将水浇至头皮，造成烫伤，洗发后及时擦干头发以防患者着凉。

4.注意观察患者面色、脉搏、呼吸，有异常情况停止操作。

5.衰弱患者不宜洗发。

65.皮肤护理目的是什么?

答：1.去除皮肤污垢，保持皮肤清洁，使患者舒适。

2.促进全身血液循环，增强皮肤排泄功能，预防皮肤感染和压疮。

3.观察和了解患者一般情况。

66.床上沐浴关键注意点有哪些?

答：1.注意保暖，每次只暴露正在擦洗的部位。

2.沿肌肉分布走向擦洗，仔细擦净颈部、耳后、腋窝、腹股沟皮肤褶皱处。

3.擦洗过程中，及时更换热水及清水，如患者出现寒颤、面色苍白等病情变化时，立即停止擦洗，及时给予处理。

4.皮肤有异常应予记录，并与医生联系。

67.试述足浴的目的。

答：1.促进末梢循环，保持局部皮肤清洁，预防压疮。

2.促使患者舒适，易于入睡。

3.促进炎症吸收，治疗局部疾患。

68.足浴操作要点及注意点有哪些?

答：1.操作要点：

(1)向患者解释，以取得合作，患者取仰卧屈膝位。

(2)脚下垫橡皮单、大毛巾，放上足盆，双足浸泡片刻后擦洗，酌情用肥皂。

(3)双脚用大毛巾擦干，必要时内外踝用50%乙醇（酒精）按摩。

2.注意点：

(1)水温合适，防烫伤。

(2)勿弄湿床单。

69.试述压疮的概念及发生的原因。

答：压疮是身体局部组织长期受压，血液循环障碍，组织持续缺血、缺氧、营养缺乏，致使皮肤失去正常功能，而引起的组织破损和坏死。

发生的原因：压力因素（垂直压力、摩擦力、剪切力）、营养状况、潮湿、年龄等。

70.皮肤组织耐受力下降的常见因素有哪些?

答：1.低蛋白血症。

2.水肿。

3.糖尿病。

4.年迈。

5.浸渍。

71.压疮评估中应注意的问题有哪些?

答：1.压疮的特点：部位、范围、程度、性质等。

2.压疮的前驱症状和伴随症状：如水肿、发热、寒颤等。

3.诱发和加重压疮的因素：身体状况、精神状况、环境因素等。

72.压疮的预防措施有哪些?

答：1.减少对组织的压力。

2.避免摩擦力和剪切力。

3.保护患者的皮肤。

4.增强患者营养。

5.鼓励患者活动。

6.患者教育。

73.试述压疮的分期及临床表现。

答：第一期：瘀血红润期。局部皮肤出现红、肿、热、痛或麻木，短时间内不见消退。

第二期：炎性浸润期。受压部位呈紫红色，皮下硬结，皮肤因水肿变薄，可出现水疱，极易破溃。

第三期：浅度溃疡期。表皮水疱逐渐扩大、破溃，创面有黄色渗出液，浅层组织坏死形成溃疡。

第四期：坏死溃疡期。坏死组织侵入真皮下层和肌肉层，脓性分泌物多，坏死组织发黑，可深达骨面，易引起全身感染。

74.控制压疮的护理措施有哪些?

答：1.保护创面，防止感染。

2.排除脓液，控制感染。

3.去腐生肌，促进愈合。

4.营养指导，增加免疫。

5.环境适宜，情绪良好。

75.铺床的关键注意点有哪些?

答：1.在进行治疗、换药或进餐时暂停铺床。

2.铺床前要检查床的各部位有无损坏，以保证安全。

3.被服有破损、污渍应及时更换。

4.操作中应用节力原理，动作要轻巧、稳重、熟练。

5.操作要按序进行，避免左右移动，缩短铺床时间。

6.整个床单位应舒适、平整、美观。

7.铺床完毕应同时整理周围环境，以保持病室清洁整齐。

76.为卧床患者更换床单的注意事项有哪些?

答：1.注意患者安全，体位舒适保暖。

2.注意节力。

3.注意观察病情变化。

77.帮助患者更换卧位的注意事项有哪些?

答：1.不可拖拉，以免损伤皮肤，两人操作时动作应协调轻稳。

2.压疮患者翻身时，应密切观察病情及皮肤受压情况，记录翻身卡，做好交班。

3.患者身上如有导管者，翻身应妥当，翻身后检查，保持导管通畅。

4.手术后患者翻身应检查敷料情况，防止脱落，必要时先更换敷料，再行翻身。颅脑手术后，头部只能卧于健侧或平卧。各种牵引翻身时不可放松。石膏固定或有伤口部位，放置要适当，防止受压。

78.半坐卧位操作要点有哪些?

答：1.床头摇高30°~50°，摇起膝下支架。

2.如无摇床可将患者上半身抬高，床头垫褥下放靠背架，下肢屈膝，垫枕于下，床尾置软垫，必要时臀部置气圈。

3.放平床时，先放床尾，后放床头。

79.端坐位、头低足高位、头高足低位的适用范围有哪些?

答：1.端坐位：适用于心力衰竭、心包积液、哮喘发作的患者。

2.头低足高位：适用肺部分泌物引流，十二指肠引流，胎膜早破，下肢骨折牵引等。

3.头高足低位：适用于颈椎骨折患者以及颅骨牵引、脑水肿患者、颅脑手术患者。

80.去枕仰卧位、中凹位、半坐卧位的目的是什么?

答：1.去枕仰卧位：用于全身麻醉未清醒或昏迷患者，头偏向一侧，可防止呕吐物流入气管，引起窒息或肺部并发症。用于脊椎麻醉或脊椎腔穿刺后患者，预防颅内压减低而引起的头痛。

2.中凹位：抬高头胸部10° ~ 20°，抬高下肢20° ~ 30°，适用于休克患者，保持气道通畅，改善缺氧症状，有利于静脉血回流，增加心排血量。

3.半坐卧位：适用于某些面部及颈部手术患者，可减少局部出血；急性左心衰竭患者，利用重力作用，使部分血液滞留在下肢和盆腔，减少回心血量，减轻肺瘀血和心脏负担；心肺疾病所引起呼吸困难的患者，使膈肌位置下降，胸腔容量扩大，减轻腔内脏器对心肺压力，改善呼吸困难；腹腔、盆腔手术后或有炎症的患者，使腹腔渗出液流入盆腔，促使感染局限；腹部手术后患者，减少腹部切口张力，缓解疼痛，有利伤口愈合；疾病恢复期体质虚弱者使其逐渐适应体位改变。

81.患者活动受限的常见原因有哪些?

答：1.疼痛。

2.神经系统受损。

3.营养状况改变。

4.肌肉、骨骼、关节的器质性损伤。

5.精神心理因素。

6.某些医疗措施的执行。

82.机体活动功能分哪5度?

答：0度：完全能独立，可自由活动。

Ⅰ度：需要使用设备和器材（拐杖、轮椅等）。

Ⅱ度：需要他人的帮助、监护和教育。

Ⅲ度：既需要他人的帮助，也需要使用设备和器材。

Ⅳ度：完全不能独立，不能参加活动。

83.对活动受限的患者如何进行卧位指导?

答：1.选择合适的卧位。

2.保持脊柱的正常生理弯曲和各关节的功能位置。

3.防止皮肤压疮形成。

4.预防骨骼、关节、肌肉并发症的发生。

5.全范围关节运动，维持关节的活动性。

84.进行肌肉锻炼的注意事项有哪些？

答：1.根据肌力练习的基本原则，掌握运动量及频度，使每次练习达到肌肉适度疲劳，练习后有适当间歇让肌肉充分复原。

2.肌力练习效果与练习者的主观努力密切相关，须使患者充分理解、合作并掌握练习要领。

3.肌力练习不应引起明显疼痛，疼痛为损伤信号。

4.强力肌力练习前后应做准备及放松运动。

5.注意肌肉等长收缩引起的升压反应及增加心血管负荷，严重心脏病、高血压患者忌做肌力锻炼。

85.何谓全范围关节运动？

答：全范围关节运动（ROM）是指根据每一特定关节可活动的范围来对此关节进行屈曲和伸展的运动，是维持关节可动性的有效的锻炼方法。可分主动性全范围关节运动（ROM）和被动性全范围关节运动（ROM）。

86.搬运法关键注意点有哪些？

答：1.搬运患者时动作轻稳，协调一致，确保患者安全、舒适。

2.尽量使患者靠近搬运者，以达到节力。

3.将患者头部置于平车的大轮端，以减轻颠簸与不适。

4.推车时车速适宜。护士站于患者头侧，以观察病情，下坡时应使患者头部在高处一端。

5.对骨折患者，应在平车上垫木板，并固定好骨折部位再搬运。

6.在搬运患者过程中保证输液和引流的通畅。

87.四人搬运法适用范围及操作要点有哪些？

答：适用于病情危重及颈、腰椎骨折患者。

操作要点：

1.患者腰、臀下铺大单或拆松大单。

2.平车与床平行紧靠床边。

3.甲站在病床头端，托住患者头、肩，乙站在病床尾端，托住患者两腿，丙、丁分别站在病床和平车两侧，紧抓大单，四人合力抬起放在平车上。

88.单人搬运法适用范围及操作要点有哪些？

答：适用于病情许可，体重较轻的患者。

操作要点：

1.移床边椅至对侧床尾，置平车头端和床尾成钝角。

2.搬运者一臂自患者腋下伸至肩外侧，另一臂伸入患者股下，嘱患者双臂交叉附于搬运者的颈部，并用力握住，搬运者抱起患者，轻放于平车上。

89.双人搬运法操作要点有哪些?

答：1.移床边椅至对侧床尾，置平车头端和尾端成钝角。

2.搬运者甲、乙两人站在床边，将患者双肢交叉于自己胸前。

3.将患者移床边，甲一手抬起患者头、颈、肩部，另一手抬起患者腰部；乙一手抬起患者臀部，另一手抬起患者膝部。两人同时抬起，使患者身体稍向护士倾斜，并移步轻轻把患者放在平车上，盖好盖被。

90.使用约束护理关键注意点是什么?

答：1.应用约束具前向患者家属解释，履行告知手续，家属同意后方可使用。

2.约束带宜短期使用，使用期间要保持患者卧位舒适，经常更换卧位。

3.使用约束带时应放衬垫，松紧合适，定时放松，局部按摩，以促进血液循环。

4.保持患者的肢体处于功能位置。

消毒隔离与医院内感染（91～145题）

91.何谓清洁、消毒、灭菌?

答：1.清洁：是指用物理的方法除去物体表面的污垢、尘埃和有机物，其目的是去除和减少微生物。

2.消毒：是指用物理或化学的方法消除或杀灭芽孢以外的所有病原微生物。

3.灭菌：是指用物理或化学的方法杀灭全部微生物，包括致病和非致病微生物，也包括细菌芽孢和真菌孢子。

92.常用的消毒灭菌方法有哪些?

答：1.物理消毒灭菌法：

(1)热力消毒灭菌法。

(2)辐射消毒法。

(3)电离辐射灭菌法。

⑷微波消毒法。

⑸机械除菌法。

2.化学消毒灭菌法：

⑴浸泡法。

⑵擦拭法。

⑶喷雾法。

⑷熏蒸法。

93.消毒灭菌基本程序有哪些？

答：烈性传染病患者以及肝炎、结核、艾滋病、炭疽病等患者的排泄物、分泌物、血液等污染的器材和物品，应先消毒再清洗，而后消毒或灭菌。普通患者使用过的物品，可先清洗干燥，然后消毒或灭菌，清洗彻底是保证消毒灭菌成功的关键。

94.何谓物理灭菌法？

答：物理灭菌法是利用热力或光照等物理作用，使微生物蛋白质及酶变性或凝固，以达到灭菌的目的。

95.化学消毒灭菌的原理是什么？

答：利用化学药物渗透到细菌体内，使菌体蛋白凝固变性，干扰细菌酶的活性，抑制细菌代谢和生长，或损害细菌膜的结构，从而起到消毒灭菌作用。

96.热力消毒灭菌法有哪几种？

答：1.干热灭菌：包括燃烧和干烤。

2.湿热消毒灭菌：

⑴煮沸消毒法。

⑵流通蒸汽消毒法。

⑶低温蒸汽消毒法。

⑷压力蒸汽灭菌法。

97.压力蒸汽灭菌的注意事项有哪些？

答：1.物品必须清洗干净并干燥。

2.物品包装合适，布包装层数不少于两层，下排气式的物品包体积＜30 cm×30 cm×25 cm；预真空的物品包体积＜30 cm×30 cm×50 cm；金属包的重量＜7 kg；敷料包重量＜5 kg。

3.灭菌包放置合理，盆、盘、碗等器皿类物品尽量单个包装；多个包装器皿间用纱布隔开。

4.灭菌物品尽量拆卸，有筛孔的容器应将筛孔打开，排除灭菌器内冷空气，每日监测一次空气排除的效果。

5.控制加热速度。

6.灭菌待干后取出。

7.注意安全操作，操作人员经专门训练合格后才能上岗。

8.定期监测灭菌效果。

98. 试述干热灭菌适用范围及注意事项。

答：1.适用范围：用于耐高热、不耐湿热或蒸汽和气体不能穿透的物体，如金属器械、玻璃、油、粉、膏等物品的消毒灭菌。

2.注意事项：

(1)物品包体积 < 10 cm × 10 cm × 20 cm；油剂、粉剂的厚度 < 0.635 cm；凡士林纱布条厚度 < 1.3 cm。

(2)玻璃器皿干燥，勿与烤箱底部及四壁接触，灭菌后要待温度降到40℃以下再开箱。

99.试述煮沸消毒适用范围、使用方法及注意事项。

答：1.适用范围：耐热、耐湿物品的消毒。

2.使用方法：水沸开始计时，持续15～30 min。

3.注意事项：

(1)煮沸消毒前，先将物品清洗干净。

(2)器皿的轴节或容器的盖应打开后再放入水中。

(3)煮沸过程中不得加入物品，否则持续加热时间应从重新加入物品再次煮沸时算起。

(4)玻璃器皿、金属和搪瓷类器皿冷水放入。

(5)消毒后应将物品及时取出，置于无菌容器内。

100.试述紫外线消毒适用范围、使用方法及注意事项。

答：1.适用范围：用于室内空气、物体表面的消毒。

2.使用方法：① 物品表面消毒：30 W紫外线灯，有效距离为25～60 cm，照射强度≥70 μW/cm^2，时间20～30 min。② 室内空气消毒：每10 m^{2}安装30

W紫外线灯管一支，有效距离＜2 m，消毒时间为30～60 min。

3.注意事项：

(1)保持紫外线灯表面清洁。

(2)室内应清洁干燥，适宜温度20～40℃，相对湿度应≤60%，相对湿度＞60%时应延长照射时间，灯亮5～7 min后开始计时。

(3)不得使紫外线光源直接照射到人。

(4)定期检查灭菌效果。

101.使用环氧乙烷消毒的关键注意点有哪些？

答：1.纯环氧乙烷应存放在阴凉、通风、无火源、无电源开关处。使用时轻取轻放，切勿猛烈碰撞。

2.储存温度不可高于40℃，以免爆炸。

3.灭菌前物品需彻底清洗干净，但不能用生理盐水清洗。

4.消毒容器不能漏气，袋内物品放置不能过紧。

5.本品液体对皮肤、眼睛及黏膜刺激性强，如有接触应立即用水冲洗。

6.本品气体具有一定毒性，作业场空气中浓度不应超过2 mg/m^3。

102.如何划分消毒剂的高效、中效和低效？

答：高效：可以杀灭一切微生物，包括细菌繁殖体、细菌芽孢、真菌、结核杆菌、病毒，可使物品达到灭菌要求，如环氧乙烷。

中效：可杀灭细菌繁殖体、真菌、结核杆菌、病毒，但不能杀灭细菌芽孢，如乙醇等。

低效：可杀灭细菌繁殖体、真菌，不能杀灭细菌芽孢、病毒，如苯扎溴胺（新洁尔灭）、氯已定（洗必泰）等。

103.试述进入人体组织或无菌器官的医疗用品的消毒要求。

答：进入人体组织或无菌器官的医疗用品，必须达到灭菌，各种注射、穿刺、采血器具必须贯彻一人、一用、一灭菌的方针，凡接触皮肤、黏膜的器械和用品必须达到消毒或灭菌。

104.理想的化学消毒剂应具备哪些条件？

答：杀菌谱广，毒性低，性能稳定，又有利于长期保存，对物品无腐蚀性，不易受有机物及温度等理化因素的影响，使用浓度低，而作用迅速，易溶于水，气味小，对人无刺激性，消毒后易除去残留，且价格低廉。

105.何谓高度危险性物品?

答：高度危险性物品是指进入无菌组织或器官内部，或与破损组织、皮肤、黏膜密切接触的器材和用品。

106.何谓中、低度危险性物品?

答：中度危险性物品是指仅与破损皮肤黏膜相接触，而不进入无菌组织内的器材和用品。

低度危险性物品是指直接或间接与健康无损的皮肤黏膜相接触的器材和用品。

107.如何选择消毒灭菌方法?

答：1.高危险性物品，必须灭菌；中度危险性物品，消毒即可；低度危险性物品，消毒或清洁。

2.耐热、耐湿物品灭菌首选压力蒸汽灭菌。如：手术器具及物品、各种穿刺针、注射器等；油、粉、膏等首选干热灭菌。不耐热物品如各种导管、精密仪器、人工移植物等可选用化学灭菌法，如环氧乙烷灭菌等，内镜可选用环氧乙烷灭菌或2%戊二醛浸泡灭菌。消毒首选物理方法，不能用物理方法消毒时方选择化学方法消毒。

108. 何谓无菌技术?

答：无菌技术是指在医疗、护理操作过程中，防止一切微生物侵入人体和防止无菌物品、无菌区域被污染的技术。

109.无菌操作的基本原则是什么?

答：1.环境要整洁，进行无菌技术操作前半小时，须停止清扫地面等工作，同时避免不必要的人员流动，以防尘埃飞扬。治疗室应每日用紫外线消毒一次。

2.进行无菌操作时，衣帽穿戴要整洁，帽子要把全部头发遮盖住，口罩须遮住口鼻，并修剪指甲，洗手。

3.无菌物品和非无菌物品应分别放置；无菌物品不可暴露在空气中，必须存放于无菌包或无菌容器内；无菌物品一经使用后，必须再经灭菌处理后方可使用；从无菌容器内取出的物品，虽未使用，不可再放回无菌容器内。

4.无菌包外应注明物品名称，消毒灭菌日期，并按日期先后顺序排列，放在固定的地方。无菌包在未污染情况下，可保存7～14 d，过期应重新灭菌。

5.取无菌物品时，必须使用无菌持物钳，未经消毒的用物，不可触及无菌物品或跨越无菌区。

6.进行无菌操作时，如对器械、用物疑有污染或已被污染，即不可使用，应予更换或重新消毒。

7.一套无菌物品，只能供一个患者使用。

110.使用无菌持物钳关键注意点有哪些?

答：1.无菌持物钳不能夹取未灭菌的物品，也不能夹取油纱布。

2.取远处物品时，应连同容器一起搬移到物品旁使用。

3.使用无菌钳时不能低于腰部。

4.打开包后的干镊子罐、持物钳应当4 h更换。

111.使用无菌容器关键注意点有哪些?

答：1.打开无菌容器时，盖（无菌面）朝上放置，取用物品后立即盖严容器。手持无菌容器时，应托住底部，手不可触及容器边缘及内面；

2.无菌容器不可任意翻转。手不能跨越打开的无菌容器。

112.取用无菌溶液操作要点及关键注意点有哪些?

答：1.操作要点：

⑴核对瓶签，检查瓶盖、瓶身有无松动、裂缝，检查溶液有无浑浊、沉淀或变色。

⑵开、盖无菌溶液瓶盖时手不可触碰橡胶塞边缘及内口。

⑶倒出少量溶液冲洗瓶口，再由原处倒出适当溶液，倾倒液体时标签朝上，及时塞盖。

2.关键注意点：

⑴不可将无菌物品或非无菌物品伸入无菌溶液中。

⑵不能直接倒出液体。

⑶不能将倒出的液体再倒回瓶中。

113.无菌包使用方法及注意事项有哪些?

答：1.核对无菌包名称，灭菌有效期，检查消毒指示带有否变色，检查包布有无潮湿、破损。

2.解开扎带放包布下，揭开包布外角，再揭左右两角，手捏左右两角翻折的内侧面，最后揭开内角。

3.用无菌持物钳取所需物品，放于无菌区域内。

4.包内有剩余用物，则按原痕包起扎好，注明开包时间，超过 24 h不能使用。

5.包内物品一次全部取出时，可将包托在手中打开，另一手将包布四角抓住，使包内物品妥善置于无菌区域内。

6.注意手及未经消毒物品不能触及包内面，不能跨越无菌区，污染的包内物品不可使用。

114.铺无菌盘操作要点有哪些?

答：1.从无菌包内取出无菌治疗巾，双手捏住治疗巾一边外面两角，双折或三折成双层底，铺于清洁干燥的治疗盘上，上层扇形折叠，开口边向外。

2.放入无菌物品后，展开扇形折叠层，盖住物品，上下层边缘对齐，开口处向上翻折2次，两侧边缘向下翻折1次。

3.铺巾时手不可触及无菌巾内面。

115.试述口罩使用的注意点。

答：1.口罩应用6～8层纱布缝制，长16～18 cm，宽14 cm，带长30 cm，两侧打褶3 cm，或使用一次性口罩。

2.使用时应遮住口鼻，不可用污染的手碰触口罩，用毕应立即放下，污染面向内折叠放入清洁袋内，不应挂在胸前。

3.使用纱布口罩4～8 h后应更换，一次性口罩使用不得超过4 h。

4.接触严密隔离的传染病患者应每次更换口罩。

116.手消毒的目的是什么?

答：手消毒的目的是：清除致病性微生物，预防感染与交叉感染，避免污染无菌物品和清洁物品。

117.手消毒的注意事项有哪些?

答：1.流动水冲洗，使用脚踏式水龙头、肘部开关或其他自动装置。

2.洗手用的肥皂应保持干燥或用肥皂溶液。

3.擦手巾或纸一人专用。

4.洗手时站立位置应和洗手池面盆保持相当距离。

5.消毒液浸泡手时间一般为2 min。

6.消毒剂每日更换1次或2次，视使用频率而定。

7.盛有消毒剂的容器应加盖。

118.接触传染病员后手如何进行消毒?

答：双手浸泡于消毒液中，用手刷刷手，按前臂、腕部、手掌、手背、指甲、指缝顺序刷洗，左右手均刷半分钟，用流动水冲洗后重复刷洗一次，前后共2 min。双手经流动水冲洗干净后，擦干。

119.脱隔离衣的注意事项有哪些?

答：1.穿隔离衣前准备好工作中所需一切物品。

2.隔离衣长短合适，无破损。

3.保持衣领清洁，系领子时袖口不可碰触到面部、衣领和帽子，隔离衣应全部遮盖工作服。

4.穿隔离衣后，只限在规定区域内活动，不得进入清洁区。

5.挂隔离衣时，不使衣袖露出或衣边污染面盖过清洁区。

6.隔离衣每日更换，如有潮湿或污染，应立即更换。

120.什么情况下进行床边隔离?

答：在没有隔离病房或单间病室的情况下可使用床边隔离的方法，适用于伤寒、细菌性痢疾、病毒性肝炎等消化道传染病患者的隔离。

121.何谓传染病隔离和保护性隔离?

答：1.传染病隔离是指将处于传染期的传染病患者、可疑传染病患者及病原携带者控制在特定区域，与一般人群暂时分离，缩小污染范围，减少传染病传播机会，如传染病区等。

2.保护性隔离是指将免疫功能极度低下的少数易感者置于基本无菌的环境中，使其免受感染，如层流室等。

122.隔离有几类?

答：严密隔离、接触隔离、呼吸道隔离、肠道隔离、血液、体液隔离、昆虫隔离、保护性隔离。

123.隔离技术的目的是什么?

答：任何一种传染病的流行都需具备三个环节：传染源、传播途径和易感人群。控制感染发生的主要手段是运用隔离技术阻断感染链的形成，所以隔离的主要目的是防止微生物在患者、工作人员和媒介物中扩散，最终控制和清除传染源。

124.简述体温表消毒三步法。

答：第一步：浸泡消毒5 min，取出体温表清洗揩干，并将水银柱甩至35℃以下。

第二步：浸泡消毒30 min。

第三步：冷开水冲洗揩干备用，或乙醇浸泡备用。

消毒液每日更换，盛器、离心机每周总消毒至少一次。

125.空气、物体表面、医务人员手消毒效果监测不得检出哪些细菌?

答：空气中不得检出金葡菌、溶血性链球菌。

物体表面不得检出致病菌，其中母婴室、婴儿室、儿科病房的物体表面不得检出沙门菌。

医务人员手和皮肤黏膜不得检出金葡菌、大肠埃希菌，其中母婴室、婴儿室、新生儿室、儿科工作人员手、皮肤、粘膜不得检出沙门菌、溶血性链球菌。

126.室内空气预防性消毒常用方法有哪些?

答：1.开窗通风换气（避免对流）每日2～3次。

2.空气消毒剂喷雾（用雾点 < 5 μm的喷雾器均匀喷洒）。

3.紫外线照射，紫外线灯管功率 > 70 μW/cm^2，每平方米1.5 W消毒30 min。

4.空气清洁消毒器，按使用说明使用。

127.试述空气采样方法。

答：房间经消毒处理后、在操作前进行采样，采样时用直径9 cm普通营养琼脂平板放在采样点暴露5min后送检培养，平板放置于地面垂直高度150 cm，室内面积≤30 m^2，设一条对角线取3点即中心1点、两端距墙1 m处各取1点；室内面积 > 30 m^2，设东、南、西、北、中5点，4个角的布点距墙1 m。

128.试述物体表面采样方法。

答：物体在消毒处理后进行采样，采样时用5 cm × 5 cm的标准灭菌规格板，放在被检物体表面，当采样面积≥100 cm^2，连续采样4个，用浸有含相应中和剂的无菌洗脱液棉拭子1支，在规格板内横竖往返均匀擦拭5次，并随之转动棉拭子，剪去手接触部位后，将棉拭子投入10 ml含相应中和剂的无菌洗脱液的试管内，立即送检。不规则的物体表面可用棉拭子直接涂擦采样。

129.手采样面积是多少？如何采样?

答：被检人5指并拢，用浸有无菌生理盐水采样液的棉拭子1支，在双手指屈面从指根到指端来回涂擦各2次（一只手涂擦面积约为30 cm^2），并随之转动采样棉拭子，剪去手指接触部位，将棉拭子放入装有10 ml采样液的试管内送验。采样面积按平方厘米计算。

130. Ⅰ类环境空气、物体表面、医务人员手和皮肤细菌菌落的标准是多少?

答：Ⅰ类环境空气细菌菌落总数≤10 cfu/cm^3，物体表面细菌菌落总数≤5cfu/cm^2，手和皮肤黏膜细菌菌落总数≤5 cfu/cm^2（cfu=群体形成单位）。

131.特殊菌种包括哪些？其污染敷料应如何处理?

答：特殊菌种一般指铜绿假单胞菌、厌氧菌、结核菌等，污染敷料应及时焚毁。

132.何谓病原微生物?

答：肉眼看不见，只有用显微镜或电子显微镜才能看得见的一种极其微小的生物，称之为微生物。对人体有致病作用的微生物称为病原微生物。

133.致热原是怎样产生的?

答：大部分微生物都可产生致热原。微生物在生长、繁殖时分泌的代谢物是一种致热原，通常称为外毒素；从微生物的细胞膜中分泌出的物质也是一种致热原，通常称为内毒素。

134.医院微生物监测包括哪些内容?

答：医院微生物监测包括：

1.对人的监测（工作人员和患者）。

2.对环境的监测（空气、物体表面、设备及器械等）。

135.什么叫层流空气?

答：层流空气是指空气通过孔隙＜0.2 μm的高效过滤器，把微生物隔离在外的一种高度净化的空气。空气通过过滤形成一种细薄的气流，以均匀的速度向同一方向输送，使室内气流分布均匀，不产生涡流，并能捕集微粒尘埃通过回风口把它带出室外。空气持续向外流通，使室内维持正压，防止相邻房间的细菌侵入。层流分垂直层流和水平层流。

136.何谓医疗废物?

答：医疗废物是指卫生医疗机构在医疗、预防、保健、护理中以及其他相关活动中产生的具有直接或者间接感染性、毒性以及其他危害性的废物。

137.试述医疗废物集中管理的基本要求。

答：1.对医疗废物进行登记，资料至少保存3年。

2.登记内容包括医疗废物来源、种类、重量或者数量、交接时间、处置方法、最终去向以及经办人签名等。

3.有效防止医疗废物流失、泄漏、扩散，禁止任何单位、个人转让、买卖。

4.禁止运送过程中丢弃，禁止在非储存地点倾倒、堆放或混入其他废物中。

5.医疗废物专用包装袋、容器应有明显的警示标识和警示说明。

138.自行处置医疗废物的基本要求有哪些?

答：1.使用后的一次性医疗器具和容易致人损伤的医疗废物应当消毒并作毁形处理。

2.能够焚烧的应当及时焚烧。

3.不能焚烧的，消毒后集中填埋。

139.院内感染有哪两种类型?

答：内源性感染：又称自身感染，是指各种原因引起的患者在医院内遭受自身固有病原体侵袭而发生的医院感染。

外源性感染：又称交叉感染，是指各种原因引起的患者在医院内遭受非自身固有病原体侵袭而发生的医院感染。

140.院内感染的特征是什么?

答：院内感染又称医院获得性感染，是指患者在住院期间遭受的感染。

特征：

1.感染发生的地点是在医院内，排除在医院外已受到感染而在住院期间才发病的患者，但包括在医院内感染而出院后才发病的患者。

2.感染和发病在不同阶段发生，其顺序是感染→潜伏期→发病。

3.感染对象包括一切在医院活动的人群，如住院患者、门诊患者、陪住者、探视者及医院工作人员，其中主要是住院患者和医院工作人员。

141.院内感染的鉴定原则是什么?

答：1.入院时无这种感染，也未处于这种感染的潜伏期。

2.发生感染，其潜伏期不明。

3.发生感染与上次住院有关。

4.在新的部位发生具有临床表现的感染。

5.在原来的感染部位分离出新的病原体。

142.医院感染发生的主要原因是什么?

答：个体抵抗力下降，免疫功能受损；侵入性诊疗机会增加；抗生素滥用；医院管理机制不完善。

143.试述控制院内感染三大要点。

答：1.严格执行清洁、消毒、灭菌、隔离技术。

2.中心供应室等无菌物品灭菌质量的保证。

3.合理使用抗生素。

144.预防艾滋病病毒感染的措施有哪些？

答：1.从事有可能接触患者的血液、体液的护理操作，必须戴手套，操作完毕，脱去手套立即洗手，必要时进行手的消毒。

2.在护理操作过程中有可能发生血液、体液飞溅到面部时，除戴手套外还应戴具有防渗透性能的口罩，防护眼镜，酌情穿戴具有防渗性能的隔离衣或围裙。

3.如操作者手部皮肤破损，操作时必须戴双层手套。

145.试述发生职业暴露后的局部处理。

答：1.用肥皂液和流动水清洗污染的皮肤，用生理盐水冲洗黏膜。

2.如有伤口，应当在伤口旁端轻轻挤压，尽可能挤出损伤处的血液，再用流动水清洗。禁止进行伤口局部的挤压。

3.受伤部位伤口冲洗后应立即用75%乙醇或0.5%聚维酮碘（碘伏）进行局部消毒和包扎；被暴露的黏膜应当反复用生理盐水冲洗干净。

生命体征观察护理（146～193题）

146.试述测体温、脉搏、心率（TPR）时的关键注意点。

答：1.精神异常、昏迷、婴幼儿、口腔疾患、口鼻腔手术、呼吸困难、不能合作者不可采用口表测温。

2.进食、吸烟、面颊部冷热敷后，应间隔30 min方可用口表测温。

3.直肠疾病或手术后、腹泻、心肌梗死患者不宜从直肠测温，热水坐浴、灌肠后须待30 min后方可行直肠测温。

4.婴幼儿、精神病患者、躁动病患者直肠测温时护士须手扶肛表，以防肛表断裂或进入直肠，造成意外。

5.使用腋表要先擦干腋窝汗液，置表于腋窝深处。腋下有创伤、手术、炎症、出汗较多、肩关节受伤或体形过于消瘦患者禁忌用腋表，患者沐浴后须待片刻方可测腋温。

6.肛表与口表、腋表须分别清洁消毒。

7.不用拇指诊脉，当脉搏细弱不易计数时，用听诊器听心率1 min记脉搏数。

8.绌脉应由两人同时测量，分别听心率和数脉率，同时计数1 min。

9.患者剧烈活动后或情绪激动时，应休息20 min再测脉率。

10.测呼吸时不能与患者讲话，呼吸不规则的患者及婴儿测1 min。

147.毫米汞柱与千帕如何换算?

答：7.5毫米汞柱（mmHg）= 1千帕（kPa）。

148.脉搏是怎样产生的？试述绌脉的定义、特点及测量方法。

答：当心脏收缩时，动脉管内压力增加，管壁扩张;心脏舒张时，管壁回缩。大动脉管壁的这种有节律的舒缩向外周血管传播，就产生了脉搏。在单位时间内脉率少于心率者称为绌脉。其特点是心律完全不规则，心率快慢不一，心音强弱不等。绌脉测量方法：两人同时测量1 min，一人听心率，一人测脉率，然后加以对照。

149.何谓间歇脉、洪脉？常见于哪些疾病?

答：间歇脉：在正常均匀的脉搏中出现一次提前而较弱的脉搏，其后有一较正常延长的代偿间歇，称为间歇脉。多见于心脏病患者或洋地黄中毒者。

洪　脉：当心排血量增加，周围动脉阻力较小、动脉充盈度和脉压较大时，则脉搏强而大，称为洪脉。多见于高热、甲状腺功能亢进等患者。

150.影响血压的主要因素有哪些?

答：1.每搏输出量。

2.心率。

3.外周阻力。

4.主动脉和大动脉管壁的弹性。

5.循环血量和血管容积。

151.血压生理性变化的因素有哪些?

答：1.年龄和性别：如中年女性比男性偏低。

2.昼夜和睡眠：一般傍晚高于清晨，过度劳累和睡眠不佳时血压偏高。

3.环境影响：寒冷环境中血压升高，高温环境中血压略低。

4.体位的影响：收缩压在卧位时最低，坐位其次，立位最高，而舒张压则相反。

5.进食的影响：进食后收缩压可升高，约1小时后复原。

6.不同部位的影响：约25%的人右上肢血压高于左上肢，大多数人下肢血压比上肢高等。

7.精神状态的影响：紧张、恐惧、害怕、兴奋等精神状态改变可致收缩压升高。

152.测量血压的关键注意点有哪些？

答：1.对需要长期密切观察血压的患者应定时间、定部位、定体位、定血压计。

2.充气不可过猛、过高，防止水银外溢；放气不可过快，以免读值误差。

3.当血压听不清或出现异常声音时，应分析排除外界因素；需重复测量时，应将袖带内气体驱尽，汞柱降至“0”点，稍等片刻后再行测量。

4.偏瘫患者测健侧肢体。

5.舒张压变音和消失音相差较大时，应同时记录两个数值。

153.异常血压有哪几种？

答：高血压、临界高血压、低血压、脉压差的变化。

154.试述瞳孔的生理变化。

答：正常瞳孔与年龄、屈光、生理状态、外界环境等因素有关。1岁以内婴儿瞳孔最小，儿童和青少年期瞳孔较大，以后逐渐变小。近视眼瞳孔大于远视眼，交感神经兴奋时（如惊恐、疼痛等）瞳孔扩大；副交感神经兴奋时（如深呼吸、脑力劳动、睡眠等）瞳孔缩小。

155.正常瞳孔的判断标准有哪些？

答：1.圆形，边缘整齐，在自然光线下直径2.5～4 mm。

2.两侧对称、等大。

3.对光反应灵敏。

156.试述观察瞳孔的意义及观察要点。

答：多种疾病尤其是颅内疾病、药物中毒以及病情变化等均可引起瞳孔改变，所以观察瞳孔对疾病的诊断、治疗、抢救均有极重要的价值。瞳孔观察要点主要是对光反应和大小两个方面。

157.异常瞳孔常见于哪些疾病？

答：1.瞳孔扩大：瞳孔直径＞5 mm，常见于青光眼、颠茄类药物中毒、中枢性损害、滴入扩瞳药剂，如阿托品、东莨菪碱、麻黄碱等。

2.瞳孔缩小：瞳孔直径＜2 mm，常见于有机磷中毒、吗啡、氯丙嗪等药物中毒，脑桥出血时瞳孔呈针尖样，具有诊断价值。

3.两侧瞳孔大小不等：提示颅内病变，如脑肿瘤、颅内出血、脑疝等。

4.瞳孔对光反应改变：用手电筒照射其变化很小，移走光源后瞳孔仅略增大，称为对光反应迟钝。当瞳孔对光照射刺激毫无变化时称为对光反应消失。多为病情急剧变化或临终期表现。

158.何谓谵妄？其表现如何？

答：谵妄是指以兴奋性增高为主的高级神经活动急性失调状态，表现为意识模糊，定向力消失，感觉错乱，乱语躁动。

159.何谓眩晕？

答：眩晕是指对空间定向的一种运动错觉，是迷路综合征中的主要症状，也是临床上常见症状。轻者自觉外物呈上下颠动，左右晃动或前后摇摆；重者则感觉自身或四周物体旋转并失去平衡，有倾倒感，不敢睁眼，睁眼则旋转加剧，但神志清楚。

160.晕厥、眩晕如何区别？

答：1.晕厥是由于神经源性或心源性疾病，使血压突然下降，心脏输出减少而引起大脑一过性供血不足，患者突然发生短暂的意识丧失。临床表现为突然视觉模糊，四肢无力，晕倒，历时数秒或数分钟，平卧后症状即可消失，大多不伴有抽搐、咬舌及尿失禁。

2.眩晕是主观感觉的症状，患者无意识障碍，神志始终清楚，只感到周围景物向一定方向旋转，常伴平衡失调、头重脚轻、站立不稳、眼球震颤、呕吐、面色苍白等。

161.眩晕常见病因有哪些？

答：1.前庭器官病变：内耳膜迷路积水、炎症等引起。

2.椎—基底动脉供血不足。

3.颈部病变。

4.颅内病变。

162.试述眩晕对机体的影响。

答：1.易引起外伤。

2.对听力有影响：如耳鸣、听力障碍等。

3.易引起呕吐。

4.心理影响：紧张、焦虑、烦躁、恐惧等。

163.深浅昏迷如何区别？

答：浅昏迷：意识大部分丧失，无自主运动，对周围事物及声光等刺激均无反应，对强刺激可出现痛苦表情，瞳孔对光反射、角膜反射及各种防御反射仍存在。

深昏迷：意识全部丧失，对外界任何刺激均无反应，各种反射消失。

164.格拉斯哥（Glascow）昏迷指数临床意义是什么？

答：格拉斯哥昏迷指数简称昏迷指数，它将颅脑损伤后刺激患者的睁眼反应、语言行为反应及运动反应分别列表记录，以总分判断病情的严重性。格拉斯哥昏迷指数15分为正常，8分以下为昏迷；在首次测得分数基础上，每2分之差提示患者有精神神经症状的改变，每降低3分提示颅内高压或颅内血肿形成的可能。

165.试述正常呼吸运动的调节功能。

答：呼吸是由呼吸中枢进行调节。呼吸中枢是指中枢神经系统内产生和调节呼吸运动的神经细胞群。它们分布于脊髓、延髓、脑桥、间脑、大脑皮质等神经。各部位调节作用不同，延髓和脑桥产生基本正常的节律性呼吸，大脑皮质可随意控制呼吸，如屏气、加快呼吸。

166.何谓外呼吸？

答：外呼吸是指外界环境与血液之间在肺部进行的气体交换，包括肺通气和肺换气两个过程。肺通气是指肺与外界环境之间的气体交换，肺换气是指肺泡与肺毛细血管之间的气体交换。其交换的方式是通过气体的分压差由高处向低处扩散完成。

167.何谓肺牵张反射？

答：由肺的扩张和缩小所引起的反射性呼吸变化称为肺牵张反射，又叫黑-白反应。其生理意义是使吸气不致过长、过深，促使吸气转为呼气。它与脑桥呼吸调节中枢共同调节呼吸频率和深度。

168.呼吸运动的反射性调节包括哪些？

答：1.肺牵张反射。

2.呼吸肌本体感受性反射。

3.防御性呼吸反射。

169.何谓呼吸运动的化学性调节?

答：呼吸运动的化学性调节是指动脉血氧分压（PaO_2）、二氧化碳分压（$PaCO_2$）和氢离子浓度〔H^+〕的改变对呼吸运动的影响。

当血液中$PaCO_2$升高，H^+升高，PaO_2降低时，刺激化学感受器，从而作用于呼吸中枢，引起呼吸运动的加深加快，维持血液中PaO_2、$PaCO_2$、〔H^+〕相对稳定。其中$PaCO_2$在呼吸运动调节过程中有很大作用。

170.何谓氧气疗法?

答：氧气疗法简称氧疗，是指通过给氧提高机体动脉血氧分压和动脉血氧饱和度，增加动脉血氧含量，纠正各种原因造成的缺氧状态，促进组织的新陈代谢，维持机体生命活动的一种常用的治疗方法。

171.试述缺氧的分类及常见疾病。

答：1.低张性缺氧：主要是动脉血氧分压（PaO_2）降低，使动脉血氧含量减少（CaO_2），组织供氧不足。常见于高山病、慢性阻塞性肺疾病、先天性心脏病等。

2.血液性缺氧：主要是血红蛋白数量减少或性质改变造成血液含量降低或血红蛋白结合的氧不易释放，常见于贫血、一氧化碳中毒、高铁血红蛋白血症等。

3.循环性缺氧：由组织血流量减少使组织供氧量减少所致，常见于休克、心力衰竭等。

4.组织性缺氧：由组织细胞利用氧的异常所致，常见于氰化物中毒等。

172.什么情况下氧疗易发生不良反应?

答：当吸氧浓度高于60%，持续时间超过24 h，即可出现氧疗不良反应。因此高浓度氧疗时应经常进行血气分析，动态观察氧疗的治疗效果。

173.试述深浅异常呼吸的临床表现?

答：1.深度呼吸：又称库斯莫呼吸，是一种深而规则的大呼吸，多见于代谢性酸中毒，如糖尿病酮症酸中毒。

2.表浅呼吸：是一种呼吸幅度小的浅表而又不规则的呼吸，有时呈叹息样，多见于濒死患者。

174.呼吸功能临床观察要点有哪些?

答：1.注意观察呼吸节律、频率、幅度，胸式或腹式呼吸，困难程度和性质以及体位改变对呼吸的影响等，确定有无呼吸道梗阻和呼吸抑制。

2.注意神志变化，有无烦躁不安、意识模糊等缺氧和二氧化碳潴留的表现。

3.观察周围循环状态，皮肤色泽，有无发绀等。

175.试述潮式呼吸的发生机制。

答：由于呼吸中枢兴奋性减弱或高度缺氧时，血中正常浓度的二氧化碳不能通过化学感受器引起呼吸中枢兴奋，以致呼吸逐渐减弱至暂停。由于呼吸暂停血中二氧化碳分压增高至一定程度后，通过颈动脉窦和主动脉弓的化学感受器反射性刺激呼吸中枢引起呼吸。随着呼吸的进行，二氧化碳排除，使二氧化碳分压降低，呼吸再次减慢，以致暂停。从而形成周期性呼吸，称为潮式呼吸。

176.吸气性呼吸困难的临床表现有哪些?

答：其特点是吸气显著困难，吸气时间延长，有明显三凹征（吸气时胸骨上窝、锁骨上窝、肋间隙出现凹陷）。由于上呼吸道部分梗阻，气流不能顺利进入肺，吸气时呼吸肌收缩，肺内负压极度增高所致。

177.试述呼吸困难临床上分型及常见疾病。

答：吸气性呼吸困难：常见于气管阻塞、气管异物、喉头水肿。

呼气性呼吸困难：常见于支气管哮喘、阻塞性肺气肿。

混合性呼吸困难：常见于重症肺炎、广泛性肺纤维化、大片肺不张、大量胸腔积液等。

178.何谓气胸？分哪几类?

答：任何原因引起的肺或胸壁穿孔，破坏了胸膜腔的密闭性，导致气体进入胸膜腔内而形成气胸。气胸分为闭合性气胸、开放性气胸和高压性气胸。

179.常用的氧疗法有几种？何谓“四防”？

答：常用的氧疗法主要有：鼻导管法、鼻塞法、漏斗法、面罩法、氧气枕法、氧帐法。使用氧疗法时要做好“四防”，即防火、防油、防热、防震。

180.哪些患者适用氧疗法?

答：1.因呼吸系统疾患而影响肺活量者，如哮喘、支气管肺炎、气胸等。

2.心肺功能不全使肺部充血而呼吸困难者，如心力衰竭。

3.各种中毒引起的呼吸困难，使氧不能由毛细血管渗入组织而产生缺氧，如巴比妥类药物中毒。

4.昏迷患者，如脑血管意外、颅脑损伤者。

5.某些外科手术前后患者，大出血休克患者，分娩时产程过长或胎心不良等。

181.如何评价氧疗的效果?

答：吸氧后患者由烦躁不安变为安静、心率变慢、血压上升、呼吸平稳、皮肤红润温暖、发绀消失，说明缺氧症状改善。实验室检查指标可作为氧疗监护的客观指标。主要观察氧疗后PaO_2（正常值12.6～13.3 kPa或95～100 mmHg）、$PaCO_2$（正常值4.7～6.0 kPa或35～45 mmHg）、SaO_2（正常值95%）、PvO_2等。

182.氧疗常见的不良反应有哪些?

答：1.氧中毒：胸骨下不适、疼痛、灼热感，继而出现呼吸加快，恶心，烦躁，干咳等。

2.肺不张：患者烦躁，呼吸、心率加快，血压升高，呼吸困难，发绀，昏迷等。

3.呼吸道分泌物干燥：分泌物粘稠，不易咳出。

4.晶状体后纤维组织增生：失明。

5.呼吸抑制：对Ⅱ型呼吸困难者易引起呼吸抑制等。

183.氧疗法的注意事项有哪些?

答：1.严格遵守操作规程，注意用氧安全，氧气筒放置阴凉处，周围严禁烟火等易燃品，做好“四防”。

2.持续吸氧者鼻导管护理每日2次，双侧鼻孔交替插管。

3.使用氧气时应先调节流量后应用，停用氧气时则应先拔出导管，再关闭氧气开关。

4.用氧过程中注意观察患者缺氧情况，按病情选择合适的用氧方法和氧浓度。

5.筒内氧气切勿用尽，至少保留0.5 MPa（5 kg f/cm^2）。

6.对已用完的氧气筒，应悬挂“空”的标志，并及时更换。

184.如何应用血气分析来判断缺氧程度?

答：轻度缺氧：PaO_2 6.7～9.3 kPa（50～70 mmHg）。

中度缺氧：PaO_2 4.0～6.7 kPa（30～50 mmHg）。

重度缺氧：PaO_2 4.0 kPa（30 mmHg）以下。

185.如何计算吸氧浓度?

答：吸氧浓度（%）= 21+4 × 氧流量（L/min）。

186.为什么深而慢的呼吸比浅而快的呼吸效率高?

答：呼吸频率和潮气量都是直接影响肺泡通气量的因素，如呼吸浅而快，一次吸入气量小，再除去停留在腔内的无效气体，实际进入肺泡的气体量就更小，即便呼吸增快，每次进入肺泡气量并不增加。慢而深的呼吸，一次吸入量大，进入肺泡气量也大，虽然呼吸频率不快，但肺泡通气量因吸入气量大而增大。

187.使用人工呼吸机的注意事项有哪些?

答：1.熟悉机器性能，掌握使用和保养方法并经常进行检查。

2.使用时注意观察与患者呼吸是否合拍，若通气量足够，患者呼吸应与呼吸机一致；若通气量不足，提示有痰阻塞或肺内有严重并发症等。

3.按时给患者翻身、吸痰、捶背、湿化痰液，促进痰液排出，注意观察胸部两侧起伏是否对称，检查呼吸音的强度，如发现异常，应及时报告医生。

4.定时观察呼吸频率、充气压力及机器运转情况。

5.观察并记录患者的意识、体温、脉搏、血压等情况。同时还须密切注意心律紊乱及心脏骤停等并发症的发生，如有异常，需及时汇报医生。

6.防止气管内插管或气管切开套管与呼吸机意外脱开。

7.呼吸机湿化瓶应每日清洁、消毒，并更换液体，用后将胶管取下用75%乙醇消毒，并用清水冲洗，晾干备用。

188.试述发热过程及主要表现。

答：体温上升期：皮肤苍白、畏寒、寒颤、皮肤干燥。

高热持续期：心率加快、皮肤潮红、灼热；口唇、皮肤干燥；呼吸深而快；头痛、头晕、食欲不振、全身不适、软弱无力。

退热期：皮肤潮湿、大量出汗。

189.试述常见热型及特点。

答：稽留热：体温持续在39～40℃，达数天或数周，24 h波动范围不超过1℃。见于肺炎球菌肺炎、伤寒等。

弛张热：体温在39℃以上，24 h内温差达1℃以上，体温最低时仍高于正常水平。见于败血症、风湿热、化脓性疾病等。

间歇热：体温骤然升高至39℃以上，持续数小时或更长，然后下降至正常或正常以下，经过一个间歇，又反复发作。即高热期和无热期交替出现，见于疟疾等。

不规则热：发热无一定规律，且持续时间不定。见于流行性感冒、癌性发热等。

190.机体通过哪些方式散热?

答：1.辐射散热。

2.传导散热。

3.对流散热。

4.蒸发散热。

191.试述人体散热的过程。

答：人体是通过物理方式进行散热。人体最主要散热器官是皮肤。当外界温度低于人体皮肤温度时，机体大部分热量可通过皮肤的辐射、传导、对流、部分蒸发等方式散发热量，还有一小部分则随着呼吸、排尿、排粪等散发于体外。当外界温度等于或高于人体皮肤温度时，蒸发就成为人体唯一的散热方式。

192.简述高热患者护理措施。

答：1.安排患者卧床休息，密切观察体温、脉搏、呼吸变化，体温在39℃以上，应每4 h测体温1次、39℃以下，每日测4次体温，直到体温恢复正常。

2.注意观察发热规律、特点及伴随症状，体温超过39℃，给予物理降温或遵医嘱。出现抽搐及时处置，在患者大量出汗、退热时，应密切观察有无虚脱现象。

3.根据医嘱给予高热量半流质饮食，保证足够热量8 364～12 546 kJ/d（2 000～3 000 kcal/d），鼓励患者多进食、多吃水果、多饮水；保持大便通畅，保证每日液体入量达3 000 ml。

4.加强口腔护理，酌情每日2～3次，饮食前后漱口，注意保持皮肤清洁、干燥。

5.注意患者心理变化，及时疏导，保持患者心情愉快，使之处于接受治疗护理的最佳状态。

6.保持室内空气新鲜，定时开窗通风，但注意勿使患者着凉。

193.中暑高热有哪些表现?

答：1.过高热而无汗，体温可达40℃以上，皮肤干燥，潮红，灼热，伴恶心、呕吐，脉搏弱而速，血压偏低。

2.烦躁或神志恍惚，重者昏迷，有时伴惊厥，呼吸浅慢或不规则。

3.可并发全身皮肤及黏膜出血，少数患者有呕血或黑粪，亦可伴有少尿、无尿、肺水肿和急性心力衰竭。

4.恢复期少数患者可见黄疸，血清氨基转移酶明显升高，偶遗留慢性脑病综合征，出现意识障碍，反应迟钝，言语杂乱，大小便失禁及智力降低等。

胃肠泌尿系统评估与护理（194～238题）

194.不保留灌肠的目的是什么?

答：1.解除便秘、肠胀气。

2.稀释和消除肠内有害物质及毒素，减轻中毒症状。

3.清洁肠道，为手术、分娩和检查作准备。

4.为高热患者降温。

195.保留灌肠的目的是什么?

答：1.镇静、催眠。

2.治疗肠道疾病。

196.试述大量不保留灌肠常使用的溶液、液量和温度。

答：常用溶液：0.5%～1%肥皂水和生理盐水。

液量：成人每次用量为500～1 000 ml，小儿为200～500 ml。

温度：39～41℃，降温时用28～32℃，中暑者用4℃的生理盐水。

197.何谓1∶2∶3溶液?

答：1∶2∶3溶液：50%硫酸镁30 ml，甘油60 ml，温开水90 ml。

198.不保留灌肠的常用卧位有哪些?

答：1.左侧卧位，双膝屈曲。

2.不能自行控制排便的患者，可取仰卧位，臀下垫便盆。

199.不保留灌肠的操作注意事项有哪些?

答：1.灌肠中途如有腹胀或便意时，嘱深呼吸。

2.清洁灌肠应在检查前或手术前1 h结束。

3.掌握灌肠液的温度、浓度、流速、压力和溶液量。伤寒患者灌肠溶液不得超过500 ml，压力要低，液面不能超过肛门30 cm。

4.降温灌肠应保留0.5 h，排便后0.5 h再测体温，并作记录。

5. 肝昏迷患者禁用肥皂水灌肠，充血性心力衰竭或水钠潴留的患者禁用盐水灌肠。

6. 灌肠过程中应注意观察病情，如发现脉速、面色苍白、出冷汗、剧烈腹痛、心慌气急时应立即停止灌肠，并及时与医生联系。

200.请说出不保留灌肠时常使用的压力和肛管插入深度。

答：1.不保留灌肠时常使用的压力为液面距肛门40～60 cm。

2.肛管插入直肠深度为7～10 cm。

201.试述保留灌肠常使用的溶液、药量及温度。

答：常用溶液为10%水合氯醛，剂量遵照医嘱；2%黄连素或0.5%～1%新霉素或其他抗生素等，药量不超过200 ml，温度39～41℃。

202.试述保留灌肠时常使用的压力、深度及禁忌证。

答：1.保留灌肠时常使用的压力为液面距肛门＜30 cm。

2.肛管插入直肠深度为15～20 cm。

3.保留灌肠的禁忌证为：肛门、直肠、结肠等手术后；大便失禁。

203.简易通便法的目的及操作注意事项有哪些?

答：目的：用于清洁肠道与解除便秘。

操作注意事项：

1.严重心力衰竭患者遵医嘱使用。

2.肠道穿孔、恶心呕吐剧烈、腹痛者禁用。

3.新生儿、婴儿慎用。

4.冬天宜用40℃温水预热后使用。

204.影响大量不保留灌肠效果的因素有哪些?

答：1.溶液浓度：0.5%～1%肥皂水，过高或过低影响渗透压。

2.灌入量：成人每次500～1 000 ml，小儿每次200～500 ml。

3.注入灌肠液速度：注入速度过快过猛，刺激肠粘膜，引起排便反射。

4.温度：39～41℃，过高可损伤肠粘膜，过低可导致肠痉挛。

5.肛管插入直肠深度：7～10 cm。

6.液面距肛门（筒底距床铺）的距离：40～60 cm，过低，压力小影响流速；过高，压力大不宜保留。

7.灌肠后保留时间：5～10 min，以达到较好效果。

205.试述各种异常粪便的常见疾病。

答：1.稀糊状或稀汁样便：各种感染性或非感染性腹泻，尤其是急性胃肠炎时。大量黄绿色稀汁样便（3 000 ml或更多）并含有膜状物应考虑到伪膜性肠炎。

2.米泔样便：霍乱、副霍乱。

3.粘液便：小肠炎症。

4.冻状便：过敏性结肠炎，慢性菌痢。

5.脓血便：痢疾、溃疡性结肠炎、局限性肠炎、结肠或直肠癌。

6.鲜血便：痔疮和肛裂。

7.柏油样便：上消化道出血。

8.陶土样便：阻塞性黄疸。

9.细条状便：直肠癌。

10.乳凝块：消化不良。

206.试述清洁灌肠的目的及适用范围。

答：1.清洁灌肠的目的：彻底清除滞留在结肠中的粪便，协助排出体内毒素。

2.适用范围：用于直肠、结肠检查前的准备或脏器造影、摄片及手术前的准备，以清洁肠道，便于检查，并防止手术部位的感染。

207.灌肠的禁忌证有哪些?

答：妊娠、急腹症、消化道出血、严重心血管疾病等患者禁忌灌肠。

208.为什么肝性脑病昏迷患者禁用肥皂水灌肠?

答：肥皂水可增加氨的产生和吸收，加重肝性脑病。

209.试述保留灌肠药量及温度。

答：药液量<200 ml，药液温度39～41℃。

210.试述小肠的组成和功能。

答：小肠是缠绕在腹腔内细薄的管道，分三部分，即十二指肠、空肠和回肠。当食糜在小肠内时，它与来自小肠、胰腺、胆囊及肝脏的消化酶混合搅拌在一起，消化酶作用于淀粉、糖、蛋白质和脂肪。消化后大部分产物由小肠血液循环吸收，剩余产物再随蠕动波由小肠推到大肠。

211.试述大肠的组成和功能。

答：大肠分盲肠、升结肠、横结肠、降结肠、乙状结肠。大肠的主要功能是吸收水分与营养，制造维生素，形成粪便及排泄废物。

212.何谓中枢性呕吐，有什么临床特点?

答：1.中枢性呕吐是指各种因素如精神、心理因素，化学物质刺激（如药物中毒、细菌毒素等）、机械性刺激（脑出血、脑肿瘤、脑炎等引起颅内压升高）直接刺激呕吐中枢而引起呕吐。

2.临床特征：呕吐呈喷射性，不伴随恶心，常伴基础疾病症状，如脑炎伴发热、头痛等。

213.患者呕吐物量与色可提供什么信息？

答：成人胃容量大约为300 ml，呕吐物超过胃容量应考虑有无幽门梗阻及其他异常。呕吐物一般为胃内容物，即消化液与食物。呕吐物呈鲜红色提示急性大出血；呈咖啡色提示出血相对缓慢；呈黄绿色提示有胆汁反流；呈暗灰色提示有腐败性改变而又长期潴留在胃内。

214.患者呕吐物气味可提供什么信息？

答：呈酸味者为普通呕吐物；呈碱味者为胃内出血；呈苦味者为胆汁反流；呈腐败味者为幽门梗阻；呈粪臭味者为肠梗阻。

215.试述泌尿系统的结构。

答：泌尿系统由肾、输尿管、膀胱和尿道组成。

肾脏和输尿管为上泌尿道；膀胱和尿道为下泌尿道。

216.试述肾的功能。

答：肾的主要功能是生成尿液，通过尿的生成产生下列作用：

1.排泄废物和有毒物质。

2.调节水、电解质和酸碱平衡。

3.维持机体内环境稳定。

4.间接增加血容量和制造红细胞（肾分泌肾素－血管紧张素作用）。

217.正常人24 h尿量是多少？日夜尿量的比例是多少？

答：正常成人每昼夜尿量为1 000～2 000 ml，平均为1 500 ml左右，日夜尿量之比是3∶1。

218.何谓多尿？少尿？无尿？

答：多尿：24 h尿量长期在2 500 ml以上。

少尿：24 h尿量＜400 ml或每小时尿量＜17 ml。

无尿：24 h尿量＜100 ml，或12 h内完全无尿。

219.何谓尿失禁？何谓尿潴留？

答：尿失禁：排尿失去控制，尿液不自主地流出或排出。

尿潴留：膀胱内储存大量尿液而不能自行排出。

220.什么是尿液比重？正常成人的尿液比重为多少？

答：尿液比重是指尿液与纯水的重量之比，常用比重计测量。正常成人在普通膳食情况下，尿比重波动于1.015～1.025。

221.简述少尿常见的疾病和原因。

答：1.少尿可见于心脏病患者，因心力衰竭引起心排血量减少所致。

2.休克患者可出现少尿，因微循环障碍，肾灌注不良，滤过减少所致。

3.肾病综合征患者常出现少尿，因肾脏本身病变，造成肾功能障碍所致。

4.肝硬化腹水患者常见少尿，因血浆蛋白降低，血浆胶体渗透压下降，水分渗入组织或体腔之中，使血容量减少，肾血容量亦随之减少所致。

222.试述病理情况下常见的尿液外观变化。

答：脓尿：尿液浑浊，含大量脓细胞，放置后有白色絮状物沉淀。

菌尿：尿液呈云雾状，静置后不下沉。

血尿：尿液内含有一定量的红细胞时称为血尿。

血红蛋白尿：呈浓茶色、酱油样色，隐血试验阳性。

胆红素尿：呈深黄色，振荡后泡沫也呈黄色。

乳糜尿：为白色乳样尿液，有时可混有少量血液。

223.简述留置导尿的目的。

答：1.抢救危重、休克患者时正确记录每小时尿量、测尿比重，密切观察患者的病情变化。

2.为盆腔手术排空膀胱，使膀胱持续保持空虚状态，避免术中误伤。

3.某些泌尿系统疾病手术后留置导尿管，便于引流和冲洗，并减轻手术切口的张力，促进切口的愈合。

4.为尿失禁或会阴部有伤口的患者引流尿液，保持会阴部的清洁干燥。

5.为尿失禁患者行膀胱功能训练。

224.男女患者导尿管插入的深度各为多少？

答：导尿管插入的深度：男性20～22 cm，女性4～6 cm，见尿后再插入1～2 cm。

225.女性患者导尿术关键注意点有哪些？

答：1.用物必须严格消毒灭菌，按无菌操作进行，以防感染。

2.操作过程中，注意保暖，注意隐私保护。

3.误入阴道，应更换导尿管，重新插入。

4.若膀胱高度膨胀，患者又极度衰弱时，第一次放出尿液量不应 > 1 000 ml。因为大量放尿，可导致腹腔内压力突然降低，大量血液流入腹腔血管内，引起血压突然下降，产生虚脱。同时，膀胱突然减压，会引起膀胱黏膜急剧充血，发生血尿。

226.导尿术的目的是什么？

答：1.为尿潴留患者引流出尿液，以减轻患者痛苦。

2.协助临床诊断：如留取未受污染的尿标本作细菌培养；测量膀胱容量、压力及检查残余尿液；进行尿道或膀胱化疗。

3.为膀胱肿瘤患者进行膀胱化疗。

4.避免手术、分娩时误伤膀胱，术后保持会阴部清洁干燥，促进伤口愈合和膀胱功能恢复。

5.抢救休克、危重患者、正确记录尿量、尿比重，以观察肾功能。

227.根据化验要求如何选用尿液采集的防腐剂？

答：1.12 h尿细胞计数：如尿爱迪计数，选用甲醛，每30 ml尿液加40%甲醛1滴，防止细菌生长，固定尿中有机成分。

2.24 h尿17-羟、17-酮类固醇检查：选用浓盐酸，24小时尿中放5 ~ 10 ml，保持尿液在酸性环境中，防止尿中激素被氧化。

3.24 h尿蛋白尿糖定量等：选用甲苯，于尿液表面加数滴，形成一薄膜，防止细菌污染和延缓尿液中化学成分的分解（100 ml尿液加0.5% ~ 1%甲苯2 ml）。

228.尿标本采集的注意事项有哪些？

答：1.女患者月经期不宜留取尿标本。

2.会阴部分泌物过多时，应先清洗或冲洗再收集。

3.做早孕诊断试验应留取晨尿。

4.留取尿培养标本时，应注意执行无菌操作，防止标本污染，影响检验结果。

5.留取12 h或24 h尿标本，集尿瓶应放在阴凉处，根据检验要求在瓶内放置防腐剂。

229.试述尿潴留的定义及临床表现。

答：1.定义：尿潴留是指膀胱内积有大量尿液而不能排出。

2.临床表现

(1)急性尿潴留：发病突然，膀胱胀满而不能排出，患者常胀痛难忍，有时部分尿液可从尿道溢出，但不能减轻下腹疼痛。

⑵慢性尿潴留：多表现为排尿不畅、尿频、常有排尿不尽感，有时出现尿失禁现象。

230.尿潴留的常见原因有哪些?

答：尿潴留是由于尿道机械性梗阻（如产后、前列腺肥大等）、大手术后膀胱过胀、回缩无力；饮水过少，膀胱的输入或输出减少；情绪焦虑和肌肉紧张等因素造成。

231.压力性尿失禁的护理要点有哪些?

答：压力性尿失禁是由于尿道括约肌松弛，当腹压骤然增加时，少量尿液外溢，多见于女性。

护理要点：

1.膀胱功能的训练：帮助患者树立信心，增加腹肌、膈肌等肌肉运动，培养定时排尿，维持每日的液体摄入量。

2.皮肤护理：保持皮肤清洁干燥，局部可外涂油膏等。

3.外部引流：对不能控制的尿失禁患者，采取外部引流的方法，防止漏尿。

232.简述标本采集意义及遵循原则。

答：意义：标本检验在一定程度上反映机体正常的生理现象和病理改变，配合临床检查，对明确诊断、观察病情、制定防治措施起着重要作用。

原则：遵照医嘱，充分准备，严格查对，正确采集，及时送检。

233.试述临床痰标本种类及作用。

答：临床上收集的痰标本分3种：常规标本、培养标本和24 h标本。常规标本用作涂片查细胞、细菌、虫卵；培养标本用于查痰中的致病菌；24 h标本用于观察一日的痰量和性状。

234.怎样采集痰培养标本?

答：痰培养标本采集方法是清晨醒来未进食前漱口，先用漱口溶液漱口，再用清水漱口，深呼吸数次后用力咳出气管深处的痰液于无菌集痰器内，盖好瓶盖。

235.如何进行咽拭子标本采集和评估?

答：采集部位：从咽部和扁桃体取分泌物作细菌培养或病毒分离。

评估内容：

1.了解患者的临床诊断。

2.明确患者取咽拭子培养目的。

3.了解患者的进食时间，避免在进食后2h内取标本，以防呕吐。

4.评估患者的理解合作能力。

236. 血清标本采集注意事项有哪些?

答：采集血清标本须用干燥注射器、针头和干燥试管。采血后立即取下针头，将血液沿管壁缓慢注入试管，勿将泡沫注入并避免振荡以免红细胞破裂溶血。

237.试述同时采集多种血标本的顺序。

答：若同时需抽取不同检验目的的血标本，应先注入血培养瓶，再注入抗凝管，最后注入干燥试管，动作应迅速准确。

238.为什么要在清晨留取尿标本?

答：因清晨排出的尿，尿量及各种成分的含量比较稳定，且未受到饮食的影响，pH值最低，有利于保持有形成分如细胞、管型等的完整。

药物疗法及护理（239～277题）

239.何谓“三查”、“七对”、“一注意”?

答：“三查”：指操作前、操作中、操作后均进行查对。

“七对”：核对床号、姓名、药名、药物浓度、剂量、用法和给药时间。

“一注意”：用药、操作及治疗后注意观察药物或治疗效果及不良反应。

240.给药中护士的主要职责是什么?

答：1.严格遵守安全用药原则。

2.熟练掌握正确的给药方法与技术。

3.促进疗效及减轻药物的不良反应。

4.指导患者合理用药。

241.给药的目的是什么?

答：给药是药物治疗的具体过程，其目的包括治疗疾病、预防疾病、协助诊断以及维持正常生理功能。

242.试述药物的保管原则。

答：1.药柜应放在通风干燥处，要有足够的照明，但避免阳光直射，并保持整洁。

2.药品应分类放置，所有药品标签清晰，标明药品剂量和浓度，并实行分类保管，专人负责定期检查药品质量。

3.麻醉药品、精神药品、毒性药品应加锁保管，实行专人负责，专柜加锁，专用处方。

4.根据药物的不同性质，采取相应的保管方法，以避免药物变质，如生物制剂应冷藏保管，遇光易变质的药物应避光，易挥发、风化的药物应密封保管。

5.对使用有期限的药物，应视有效期先后，有计划地按顺序使用，以免因药物过期造成浪费。

6.各类中药应放在阴凉干燥处，芳香性药物应置于密盖的器皿中保存。

243.口服给药的注意事项有哪些?

答：1.服用对牙齿有腐蚀作用或使牙齿着色的药物，如酸类和铁剂应用吸管吸入药液，服后漱口。

2.服用止咳糖浆不宜饮水。

3.服用磺胺类药或发汗药应多饮水。

4.刺激食欲的健胃药应在饭前服用。

5.助消化药及对胃黏膜有刺激性的药物宜在饭后服用。

6.服用洋地黄类药物时，应先测量心率，若心律＜60次/min或出现节律不齐时，则不可服用，并通知医生。

7.服补益中药宜在饭前服用，解表药及胃肠刺激药宜在饭后服用，攻下药、驱虫药于清晨空腹服，安神、缓泻药宜睡前服用。

8.相互作用的药不宜同时间或短时间内同服。

244.试述常用药品类型的标签。

答：所有药品必须有清晰的标签：内服药标签为蓝色边；外用药标签为红色边；毒性药品的标签为黑色边。

245.影响药物作用的药物因素有哪些?

答：1. 药物用量：剂量与效应存在着规律的关系。

2.药物剂型：不同剂型的药物通过影响药物吸收量或吸收速度不同而影响药物作用的快慢和强弱。

3.给药途径：不同给药途径可以影响药物吸收的量和速度，吸收速度由快到慢比较，顺序依次为静脉→吸入→肌内→皮下→直肠黏膜→口服→皮肤。

4.联合用药：合理联合用药，增加疗效，降低毒性；不合理联合用药，会降低疗效，加大毒性。

246.影响药物作用的机体及饮食因素有哪些?

答：1.机体因素：

(1)生理因素：

①年龄与体重：一般来说，药物用量与体重成正比，但儿童和老年人对药物的反应与成人不同。

②性别：女性月经期和妊娠期，对某些药物较敏感，易造成月经过多、流产或胎儿畸形。

(2)病理因素：在病理因素中，肝功能具有特别重要的意义，因为它们是代谢药物的重要器官。

(3)心理因素：心理因素在一定程度上可影响药物效应。

2.饮食因素：

(1)促进药物吸收或增加疗效，如酸性食物可促进铁的吸收。

(2)干扰药物吸收或降低疗效，如补充钙制剂不能同时食用菠菜。

(3)改变尿液pH值，影响疗效。

247.促进药物疗效的护理措施有哪些?

答：1.帮助患者树立对药物治疗的信心，说服其积极配合治疗。

2.根据药物作用的特性，采用适当的非药物措施以加强疗效，如红霉素在碱性条件下抗菌作用加强，与碱性食物同服有利。

3.合理安排用药时间，如按药物半衰期给药等。

248.试述水剂药物的取药方法。

答：水剂药物取药方法：

1.取药前应摇匀。

2.瓶签握于手心，倒注药液于量杯至所需刻度；量杯所需刻度与视线平。

3.按滴数计量的药量，或不足1 ml的药液，事先在服药杯中加少量冷开水后加入药液，用滴管吸取剂量。

249.药物过敏反应的临床表现有哪些?

答：药物过敏反应的临床表现可有发热、皮疹、血管神经性水肿、血清病综合征、红细胞增多等，严重者可导致造血系统抑制，肝肾功能损害、休克等。

250.为减轻药物的不良反应，给药前护士应掌握哪些知识？

答：1.了解可能发生的不良反应。

2.不良反应发生时间。

3.不良反应早期表现。

4.不良反应的预防和抢救措施。

5.药物禁忌证。

251.发生药物过敏反应的基本原因是什么？

答：发生药物过敏反应的基本原因在于抗原抗体的相互作用。药物作为一种抗原，进入机体后，有些个体体内会产生特异性抗体（IgE、IgG和IgM），使T淋巴细胞致敏，当再次遇有同类药物时，抗原抗体在致敏淋巴细胞上相互作用，引起过敏反应。

252.女性月经期、妊娠期、哺乳期用药应注意什么？

答：1.月经期、妊娠期：子宫对泻药、刺激性较强的药物及子宫收缩药较敏感，易造成月经过多、早产或流产。某些药物可能会引起畸胎，如甲氨蝶呤、白消安等，妊娠期禁用。

2.哺乳期：某些药物可通过乳腺排出进入乳婴体内引起中毒，应慎用药物。

253.试述注射时无菌技术操作要点。

答：1.洗手，戴口罩。

2.铺无菌盘。

3.抽取药液不余、不污、不浪费。

4.针头、活塞不污染。

5.皮肤消毒以进针点为基点消毒，直径＞5 cm，待干后注射。

254.试述皮内注射部位及目的。

答：1.部位：预防接种在上臂三角肌下缘，过敏试验在前臂掌侧下1/3处。

2.目的：

⑴预防接种。

⑵各种药物过敏试验，观察局部反应。

⑶局部麻醉药的先驱步骤。

255.试述皮内注射操作要点。

答：1.严格执行查对制度及无菌操作原则。

2.药液要现用现配，剂量准确，用1 ml注射器。

3.注射前询问过敏史，过敏者不注射。

4.进针前核对药液，排尽空气。

5.选择前臂掌侧下端内侧为注射部位，用75%乙醇消毒待干，忌用碘酊消毒，进针时绷紧皮肤，针头与皮肤呈5°刺入皮内，以左手拇指固定针栓，右手推注药液0.1 ml成皮丘。

6.记录注射时间，告知患者勿用手拭去药液和按揉皮丘，20 min内不可离开，不可剧烈运动，有不适及时联系。

256.皮下注射的目的是什么?

答：1.注入小剂量药物用于不宜或不能口服给药，需迅速达到药效者采用。

2.局部用药。

3.预防接种。

257.简述皮下注射的注射部位及关键注意点。

答：1.皮下注射常选用的注射部位为：上臂三角肌下缘、上臂外侧、大腿前侧、大腿外侧、下腹部及肩胛下方等。

2.关键注意点：

(1)严格执行查对制度及无菌操作原则。

(2)绷紧皮肤，针头和皮肤呈30°~40°角，迅速刺入针头的2/3，抽吸无回血后即可推注药液。

(3)尽量避免使用对皮肤有刺激作用的药物作皮下注射。

(4)经常注射时，建立轮流交替注射部位的计划，过瘦者捏起注射部位皮肤进行注射。

258.试述肌内注射的目的、选择注射部位的原则。

答：目的：不宜或不能作静脉注射，要求比皮下注射更迅速发生疗效时采用。

选择部位原则：肌内注射应选用肌肉较厚，离大神经、大血管较远部位。

259.试述肌内注射的注意事项。

答：1.严格执行查对制度及无菌操作原则。

2.用药过程中注意观察患者反应，如有不适及时处理。

3.两种以上药液同时注射，注意配伍禁忌。

4.2岁以下婴幼儿不宜选用臀大肌注射，应选臀中肌、臀小肌注射。

5.勿将针头全部刺入，避免在硬结、皮肤有瘢痕处注射。

6.长期注射患者，建立轮流交替注射部位。

260.肌内注射进针的注意点有哪些?

答：1. 注射前排尽空气，绷紧皮肤。

2. 以握笔姿势，针头和注射部位呈90° 角，针头进入1/2 ~ 2/3。

3. 回抽无回血后，缓慢注射药液。

261.臀部肌内注射的体位有哪些?

答：侧卧位：上腿伸直，放松，下腿稍弯曲。

俯卧位：足尖相对，足跟分开，头偏向一侧。

仰卧位：常用于危重患者及不能翻身患者，采用臀中肌、臀小肌注射法较为方便。

坐位：嘱患者坐正，放松局部肌肉。

262.臀大肌注射定位方法有哪两种?

答：1.“十字法”：从臀裂顶点向左或向右作一水平线，然后从髂嵴最高点作一垂直线，将一侧臀部分为4个象限，其外上象限为注射部位，注意避开内角。

2.“联线法”：取髂前上棘与尾骨联线的外1/3处为注射部位。

263.青霉素注射液为什么要现配现用?

答：青霉素呈液状后，其效价在室温下迅速降解，其次随着时间的推延，溶液中的青霉烯酸、高分子聚合体等致敏物质浓度也随之升高，注射后易引起过敏反应。

264.试述青霉素皮试液的配制法。

答：80万U的青霉素瓶内注入4 ml等渗盐水，每毫升含20万U。

1.取药液0.1 ml，加等渗盐水至1 ml，每毫升含2万U；

2.弃去0.9 ml，加等渗盐水至1 ml，每毫升含2 000 U；

3.弃去0.9 ml，加等渗盐水至1 ml，每毫升含200 U，

即配成皮试溶液（青霉素皮内试验的标准剂量为20 U/0.1 ml）。

注意每次配置时均须将溶液混合均匀。

265.怎样预防青霉素过敏反应?

答：1.询问患者有无过敏史后再做过敏试验，凡有过敏史者禁忌做过敏试验。

2.患者曾使用过青霉素，停药3日后仍需注射青霉素，应重新做皮肤试验。

3.患者应用青霉素治疗中更换青霉素型号应重新做皮试。

4.青霉素水溶液应现配现用。

5.青霉素皮试阳性反应者，禁用青霉素，并在体温单、医嘱单、住院病历首页、床头卡、注射卡、门诊卡上做特殊标记，并告知患者及家属。

266.青霉素、链霉素、破伤风抗毒素、细胞色素C皮试液的浓度各是多少？

答：青霉素皮试液：每ml含200～500 U。

链霉素皮试液：每ml含2 500 U。

破伤风抗毒素皮试液：每ml含150 IU。

细胞色素C皮试液：每ml含0.75 mg。

267.如何判断青霉素皮试结果？

答：阴性：皮丘无改变，周围不红肿，无红晕，无自觉症状。

阳性：局部皮丘隆起增大，并出现红晕，直径＞1 cm，周围有伪足，局部发痒，严重时可有头晕、心悸、恶心，甚至发生过敏性休克。

268.青霉素过敏反应的主要临床表现有哪些？

答：1.呼吸系统症状：由于喉头水肿、支气管痉挛、肺水肿所引起的胸闷、气促、哮喘、呼吸困难。

2.循环系统症状：由于周围血管扩张导致有效循环量不足，表现为面色苍白，冷汗，发绀、脉搏细弱、血压下降。

3.中枢神经系统症状：因脑组织缺氧，可导致意识丧失、抽搐、大小便失禁等。

4.其他过敏反应表现如荨麻疹、恶心、呕吐、腹痛、腹泻等。

269.青霉素过敏性休克的抢救要点有哪些？

答：1.立即停药，平卧、保暖、就地抢救。

2.立即皮下注射0.1%肾上腺素1 ml，小儿剂量酌减。症状不缓解，可每隔半小时皮下或静脉注射该药0.5 ml。

3.给予氧气吸入，呼吸抑制时，肌内注射尼可刹米、洛贝林等呼吸兴奋剂。如出现呼吸停止，应立即进行口对口人工呼吸，必要时行气管插管、气管切开术。

4.应用抗组胺类药物，如根据医嘱肌内注射盐酸异丙嗪或苯海拉明，静脉注射地塞米松5 mg，或使用琥珀酸钠氢化可的松200～400 mg加入5%～10%葡萄糖溶液静脉滴注。

5.静脉注入10%葡萄糖溶液或平衡液扩充血容量，如血压仍不回升，可按医嘱用升压药，如多巴胺、去甲肾上腺素等。

6.如心跳骤停，立即进行复苏抢救。遵医嘱心内注射和胸外心脏按压。

270.如何判断破伤风抗毒素（TAT）试验结果？

答：1.阴性：局部无红肿、无异常全身反应。

2.阳性：皮丘红肿，硬结直径＞1.5 cm，红晕范围直径＞4 cm，有时出现伪足或有痒感，全身过敏性反应与青霉素过敏反应大致相同。

271.试述TAT脱敏注射法。

答：

次数	TAT量（ml）	加入生理盐水量（ml）	注射方法
1	0.1	0.9	肌内注射
2	0.2	0.8	肌内注射
3	0.3	0.7	肌内注射
4	余量	稀释至1ml	肌内注射

每隔20 min注射1次，至完成总剂量的注射（TAT 1 500 U），在脱敏注射过程中应密切观察全身反应。

272.何谓青霉素过敏迟缓反应？

答：所谓迟缓反应是指有些患者过敏试验虽阴性，但在注射药物数小时或数日后，出现发热、皮疹，甚至出现过敏性休克等症状，应立即停药及处理。

273.为什么抢救链霉素过敏患者需应用钙剂？

答：链霉素过敏抢救时常使用10%葡萄糖酸钙静脉推注，因链霉素可与钙离子结合，使毒性症状减轻。

274.试述常用的碘过敏试验方法。

答：1.眼结膜试验：取碘造影剂1～2滴滴入一侧眼内，5～10 min后对照观察双眼。

2.舌下试验：将碘造影剂2～3滴滴于舌下，5～10 min判断反应结果。

3.口服试验：于检查前3日起口服碘化钾（或碘化钠），每次10 ml，每日3次。

4.皮内注射试验：取碘造影剂0.1 ml，做皮内试验，20 min后观察反应结果。

5.静脉注射试验：于静脉注射造影前，取30%双醋碘苯酸葡胺1 ml，缓慢静脉注射，密切观察15 min。

275.如何观察碘过敏反应？

答：1.眼结合膜试验：滴碘侧眼结合膜表现充血、水肿为阳性。

2.舌下试验：出现舌下充血、红肿，患者感觉舌麻木、流涎为阳性反应。

3.口服试验：出现流泪、流涕、口麻、头晕、恶心、呕吐或荨麻疹等反应为阳性。

4.皮内试验：局部红肿、硬块，直径>1 cm为阳性（与青霉素阳性判断标准相同）。

5.静脉注射试验：有恶心、呕吐、手足麻木感和（或）出现荨麻疹为阳性反应。

276.何谓抗原与抗体？

答：凡能刺激机体产生抗体或致敏淋巴细胞，并能与相应的抗体或致敏淋巴细胞结合，发生免疫反应的物质称为抗原。

机体在抗原物质刺激下，由B细胞分化成的浆细胞所产生的可与相应抗原发生特异性结合反应的免疫球蛋白称为抗体。

277.免疫的基本概念是什么？

答：免疫是机体识别和排除抗原性异物，维护自身生理平衡与稳定的功能。免疫在正常情况下对机体有利，但在一定条件下，也会对机体造成损害。

静脉用药与输血（278～329题）

278.静脉注射的目的是什么？

答：1.药物不宜口服、皮下或肌内注射，而需要迅速发生药效者。

2.静脉营养治疗或输血、输液。

3.作诊断性检查，由静脉注入药物作X线摄片等。

279.试述静脉注射的关键注意点。

答：1.严格执行查对制度和无菌操作原则。

2.根据病情及药物性质，掌握注入药液的速度，随时听取患者主诉，观察用药反应并及时处理。

3.对长期静脉用药患者，应当保护血管，由远心端至近心端选择血管穿刺。

4.静脉注射有强烈刺激性药物时，待证实针头确实在血管内时，先用少量生理盐水引注，再将药物注入。注射完毕后用少量生理盐水冲洗血管。

5.同时应用两种以上药物，注意药物配伍禁忌和相互作用。

280.简述输液的目的。

答：1.纠正水和电解质失调，维持酸碱平衡。

2.补充营养，维持热量。

3.输入药物，治疗疾病。

4.抢救休克，增加循环血量。

5.脱水、利尿，改善神经系统功能。

281.静脉输液选择静脉的原则是什么？

答：1.根据患者的年龄、神志、体位、病情、病程长短、溶液种类、输液量、输液时间、静脉情况来选择静脉。如婴儿多采用头皮静脉，易固定；成人多选用手背静脉、前臂头静脉、贵要静脉或肘正中静脉；急需输液时多采用肘部静脉。

2.对于长时间需输液的患者，应做到有计划使用静脉，先从四肢远心端静脉开始使用，逐渐向近心端移动，尽量使用静脉留置针。

3.有周围循环衰竭、四肢静脉不易穿刺者，采用颈外静脉、锁骨下静脉、大隐静脉等留置插管。

282.试述输液点滴速度与时间的计算方法。

答：1.已知每分钟滴速，计算输完总液量所需用时间：

$$\text{输液时间（min）} = \frac{\text{液体总量（ml）}\times\text{点滴系数}}{\text{每分钟滴数}}$$

2.已知液体总量与计划需用的时间，计算每分钟需调节滴速：

$$\text{每分钟滴速（滴）} = \frac{\text{液体总量（ml）}\times\text{点滴系数}^{*}}{\text{输液时间（min）}}$$

*点滴系数是指在输液过程中每毫升溶液的滴数。

283.根据哪些因素来调节输液速度？

答：根据患者年龄、病情、用药性质来调节滴速，一般成年人40～60滴/min，儿童20～40滴/min。老年体弱、婴幼儿、心肺疾病患者速度宜慢；脱水严重、心肺功能良好者速度可快；一般溶液滴速可稍快，而高渗盐水、含钾药物、升压药等滴速宜慢。

284.试述静脉输液的关键注意点。

答：1.根据病情需要安排各种药物的输液顺序。

2.加入药液，注意配伍禁忌。

3.对长期输液患者，保护和合理使用静脉。

4.严格掌握输液的速度。

5.输液过程中加强巡视，严密观察输液情况及患者的主诉，及时处理输液故障，并做好记录。

6.及时更换输液瓶，输液结束后及时拔针，严防空气进入血管内造成栓塞。

7.持续输液者，应每日更换输液皮条；采用静脉留置针要严格掌握留置时间。

285.为什么临床补液要先胶后晶，先盐后糖?

答：由于胶体溶液相对分子质量大，不易透过血管壁，比普通电解质溶液扩容作用持久；糖溶液中的糖经体内代谢后成为低渗液，扩容作用相对较小，为此一般补液按先胶后晶，先盐后糖的顺序来进行。

286.补钾四不宜原则是什么?

答：1.不宜过早，见尿补钾。

2.不宜过浓，浓度不超过0.3%。

3.不宜过快，成人每分钟30～40滴（小儿酌减）。

4.不宜过多，成人每日不超过5 g，小儿每日0.1～0.3 g/kg，浓度稀释为0.1%～0.3%。

287.试述输液中发生空气栓塞的原因及防治方法。

答：1.原因：输液导管内空气未排尽，导管连接不紧有漏缝或加压输液无人留守，液体输完未及时拔出或更换，使空气流入静脉内，形成空气栓子被带到右心房，再进入右心室。当空气量大时，将阻塞肺动脉入口，使血液不能进入肺内，引起严重缺氧而死亡。

2.防治：

(1)输液前一定要检查输液器各连接部是否衔接紧密，不易滑脱，输液时必须将空气排尽，输液中及时更换。加压输液、输血时严密观察，不得离开患者。

(2)当患者突然发生呼吸困难、胸闷、胸痛、眩晕、发绀等，立即使患者左侧卧位，该体位有利于气体浮向右心室尖部，避免阻塞肺动脉入口，随着心脏舒缩将空气混成泡沫，分次小量进入肺动脉内，解除肺动脉入口处的阻塞。

(3)同时给患者氧气吸入。

288.试述常见的输液反应、临床表现和紧急处理方法。

答：1.发热反应：

⑴表现：患者发冷、寒颤和发热，轻者发热38℃左右，停止输液数小时内体温可恢复正常。严重者初期寒颤，继而高热达40℃，并伴头痛、恶心等症状。

⑵处理：轻者减慢输液速度，注意观察，保暖；重者立即停止输液进行对症处理。

2.急性肺水肿：

⑴表现：患者胸闷、气促、咳嗽、咳泡沫痰或泡沫血性痰，严重者痰液可从口鼻涌出，肺部有大量湿性啰音。

⑵处理：停止输液，高流量吸氧，病情允许让患者端坐，双腿下垂，遵医嘱给予镇静、平喘、强心、利尿和扩血管药物，必要时进行四肢轮扎并迅速通知医生紧急处理。

3.静脉炎：

⑴表现：沿穿刺静脉走向出现条索状红线，局部组织红、肿、热、痛，有时伴畏寒、发热等全身症状。

⑵处理：停止此血管输液，患肢抬高、制动，局部处理。

4.空气栓塞：

⑴表现：患者突然胸闷、胸骨疼痛、眩晕、血压降低，随即呼吸困难，严重发绀，患者有濒死感，听诊心前区可闻及响亮的、持续的“水泡声”。

⑵处理：立即让患者左侧卧位，头低足高位，给高流量吸氧。

289.输液发生急性肺水肿的原因是什么？如何防治？

答：1.原因：由于输液速度过快，短时间内输入过多液体，使循环血容量急剧增加，心脏负荷过重引起。

2.防治：

⑴输液过程中注意控制输液速度和输液量，对老年、儿童、心脏病患者特别注意。

⑵如出现胸闷、气促、咳嗽、泡沫样痰或泡沫血性痰时需立即使其端坐，两腿下垂，减少回心血量，减轻心脏负担，并报告医生。

⑶吸入经过50%～70%高流量乙醇湿化后的氧气，使肺泡内压力增高，减少肺泡内毛细血管漏出液的产生，降低肺泡泡沫的表面张力，改善肺部气体

交换，迅速减轻缺氧症状。

(4)减慢输液速度或停止输液，减少静脉回心血量。

290.试述输液故障的排除方法。

答：1.液体不滴，可能有以下几种情况：

(1)针头滑出血管外：应重新穿刺。

(2)针头斜面紧贴血管壁：应调整针头位置或适当变换肢体位置，直到点滴通畅为止。

(3)针头阻塞：用一手捏住滴管下端输液管，另一手轻轻挤压靠近针头端的输液管，若感觉有阻力，松手后又无回血，则表示针头已阻塞，应更换针头另选静脉穿刺。

(4)压力过低：可适当抬高输液瓶的位置。

(5)静脉痉挛：局部热敷可缓解痉挛。

2.滴管内液面过高：可将输液瓶取下，倾斜输液瓶，使排气管针头露出液面，滴管内液体缓缓下流直至露出液面，再将输液瓶挂回输液架上继续输液。

3.滴管液面过低：夹住滴管下端输液管，用手挤压滴管，迫使液体下流至滴管内，当液面升至1/3～1/2高度时，停止挤压，松开滴管下端的输液管即可。

4.输液过程中，如果滴管内液面自行下降，则应检查滴管上端输液管与各部位的衔接是否松动、滴管有无漏气或裂隙，必要时予以更换输液器。

291.试述静脉炎发生的原因及预防措施。

答：1.静脉炎发生的原因主要有：

(1)长期输注浓度较高、刺激性强的药物。

(2)静脉内放置刺激性大的塑料管或留置时间太长，引起化学性或机械性局部炎症。

(3)输液过程中无菌操作不严格，引起局部静脉感染。

2.预防措施：

(1)严格执行无菌操作。

(2)有计划进行静脉穿刺，由远端开始。

(3)对血管刺激性大的药物应先用生理盐水引导注射，完毕后用生理盐水冲洗血管。

(4)严禁药物外溢。

(5)必要时施静脉冷敷。

(6)选用优质的留置针。

292.何谓输液微粒？何谓输液微粒污染？

答：输液微粒是指输入液体中的非代谢性颗粒杂质，其直径一般在1～15 μm，少数可在50～300 μm。

输液微粒污染是指在输液过程中，将输液微粒带入人体，对人体造成严重危害。

293.输液微粒污染的来源有哪些？

答：1.在药液制作过程中混入异物与微粒。如水、空气、工艺过程中污染。

2.输液器与注射器具、溶液瓶、橡胶塞不洁净。

3.在输液前准备工作中的污染。如切割安瓿、开瓶塞、反复穿刺溶液瓶橡胶塞及输液环境不洁净等。

294.输液微粒对人体的危害有哪些？

答：1.液体中微粒过多，可直接堵塞血管，造成局部血管阻塞，组织缺血缺氧，甚至坏死。

2.红细胞聚集在微粒上，形成血栓，引起血管栓塞和静脉炎。

3.微粒本身是抗原，可引起过敏反应及出现血小板减少症。

4.微粒作为异物进入肺毛细血管，可引起巨噬细胞增殖，包围微粒，形成肺内肉芽肿。最易受微粒阻塞损害的脏器有：肺、脑、肝、肾等部位。

295.微粒污染对人体的危害程度主要取决于哪些因素？

答：其危害程度主要取决于微粒的大小、形状、化学性质以及堵塞人体血管部位、血运阻断的程度和人体对微粒的反应。

296.使用体表静脉留置针的关键注意点有哪些？

答：1.严格无菌操作规程，使用体表静脉留置针时消毒范围为8 cm × 8 cm。

2.留置针一般保留3～5 d，并保持穿刺部位清洁、干燥。

3.正确正压封管。

4.更换穿刺点应选对侧手臂或不同的静脉。

5.做好患者解释宣传工作。

6.严密观察并做好记录。

297.使用静脉留置针有哪些优点?

答：1. 保护血管，减少患者因反复穿刺而造成血管损伤以及精神上的痛苦；

2. 为抢救提供有效的治疗通道。

298.颈外静脉穿刺留置输液法适用范围有哪些?

答：用于长期输液而周围静脉不易穿刺者；长期静脉内滴注高浓度或有刺激性的药物或行静脉内高营养疗法者；周围循环衰竭的危重患者；亦可用来测量中心静脉压等。

299.试述动脉注射法的目的。

答：1.用于抢救重度休克，尤其是创伤性休克患者。

2.用于施行某些特殊检查。

3.经动脉注射抗癌药物作区域性化疗。

300.何谓晶体渗透压与胶体渗透压?

答：血浆的渗透压是由两部分组成的，一部分是由低分子化合物，主要是无机盐等，如钠、钾所引起的，称为晶体渗透压。另一部分是由高分子化合物，如血浆蛋白所引起的，称为胶体渗透压。血浆的渗透压主要是晶体渗透压决定的，约占99%以上，胶体渗透压仅为1%左右。

301.何谓电解质？体液中主要的电解质有哪些?

答：在人体的体液中含有无机盐和一些有机物（如蛋白质），它们多以离子状态存在，带有正电荷（阳离子）或负离子（阴离子），这些物质均称为电解质。在体液中的主要电解质有Ca^{2+}、Na^{+}、K^{+}、Mg^{2+}和HCO_3^{-}（碳酸氢根离子）、Cl^{-}、HPO_4^{-}（磷酸氢根离子）、SO_4^{2-}（硫酸根离子）和蛋白质等。

302.体内酸碱平衡的调节主要靠哪几方面?

答：1.血液对酸碱的调节作用：主要通过血液中的碳酸氢盐的缓冲。

2.呼吸对酸碱的调节作用：通过呼吸，吸入氧气，排出二氧化碳。

3.肾脏对酸碱的调节作用：通过氢—钠交换、氨的排出以及钾—钠交换。

303.何谓高渗、低渗及等渗性脱水?

答：1.高渗性脱水：失水大于失钠，细胞外液渗透压高于细胞内液渗透压，细胞内液进入细胞外液而致细胞内脱水。常见于上消化道梗阻、高热。血Na^{+} >145 mmol/L（毫摩/升）。

2.低渗性脱水：失钠大于失水，细胞外液渗透压低于细胞内液渗透压，细胞外液的水分进入细胞内，而致细胞外脱水。常见于长期控制钠盐摄入者和大量应用利尿剂的患者，如慢性充血性心力衰竭的患者，其血$Na^+ < 135$ mmol/L（毫摩/升）。

3.等渗性脱水：体液中水和电解质丢失基本平衡，细胞内、外液的渗透压无明显差异。常见于急性胃肠炎、婴幼儿腹泻，其血Na^+为135～145 mmol/L（毫摩/升）。

304.何谓pH值?

答：pH值是血液中氢离子浓度的指标，正常值7.35～7.45，平均为7.4。血液中pH值低于7.35为酸中毒，高于7.45为碱中毒。

305.正常人体液总量占体重的多少?

答：正常人体液总量占体重的60%，细胞内液占体重的40%，细胞外液（包括血浆、组织液、脑脊液、淋巴液）占体重的20%。

306.常用的胶体溶液有哪些?

答：1.右旋糖酐：

(1)中分子右旋糖酐-70，平均相对分子质量为7万～8万，可提高血浆胶体渗透压和扩充血容量。

(2)低分子右旋糖酐-40，平均相对分子质量为2万～4万，可减低血液黏度，改善微循环，防止血栓形成。

2.代血浆：作用与右旋糖酐-40相似，其扩容效果良好，输入后可使循环血量和心排血量显著增加，在体内停留时间较右旋糖酐长，且过敏反应少，急性大出血时可与全血共用。常用的有羟乙基淀粉、氧化聚明胶、聚乙烯吡咯酮等。

3.清蛋白：为正常人血清，可补充蛋白质。用于治疗失血性休克、严重烧伤、低蛋白血症。

307.常用的晶体溶液有哪些?

答：1.生理盐水（0.9%氯化钠）。

2.5%～10%葡萄糖溶液。

3.复方氯化钠注射液。

4.5%碳酸氢钠注射液。

5.11.2%乳酸钠注射液。

308.取血时，血袋出现哪些情况应拒领?

答：取血时凡血袋有下列情形之一应拒领：

1.标签破损，字迹不清。

2.血袋有破损，漏血。

3.血液中有明显凝块。

4.血浆呈乳糜状或暗灰色。

5.血浆中有明显气泡、絮状物或粗大颗粒。

6.未摇动时血浆层与红细胞的界面不清或交界面上出现溶血。

7.红细胞层呈紫红色。

8.过期或其他需查证的情况。

309.输血"三查十对"具体内容是什么?

答：1.三查：查血的有效期、血液的质量、输血装置是否完好。

2.十对：床号、姓名、性别、年龄、住院号、血袋号、血型、交叉配血实验结果、血的种类、剂量。

310.人体红细胞与血清中分别含有哪些凝集原和凝集素?

答：

血型	红细胞膜上的抗原（凝集原）	血清中的抗体（凝集素）
A	A	抗B
B	B	抗A
AB	A、B	无
O	无	抗A、抗B

311.输同型血为什么也要做交叉配血试验?

答：因血液除按A、B凝集原划为A、B、O血型系统外，还有其他凝集原，如Rh因子及亚型存在，因此输同型血仍可出现凝集反应。必须先做交叉配血试验，方可保证输血安全，同时交叉配血还可以起到复查血型作用。

312.新鲜血和库存血有何区别?

答：1.新鲜血：血液中各种成分齐全，包括红细胞、白细胞、血小板等，一般指24 h内采集的血，最多不超过3日。

2.库存血：

(1)随着储存时间延长，血液中的血小板和白细胞、凝血酶原等成分随之破坏而逐渐减少。

(2)红、白细胞逐渐破坏，细胞内钾离子外移，故血液中含钾量高。一般库血可保存4～21 d。

313.试述血液的成分及其功能。

答：血液由血浆、血细胞和血小板组成，有运输物质、维持代谢、调节体液及防御功能。

314.何谓成分输血？

答：成分输血是将血液中各种成分进行分离、加工、提纯成各类血液制品，然后根据患者的不同需要，针对性地输入血液的相关成分。

315.成分血有哪几种？

答：1.有形成分：

(1)红细胞类：压积红细胞、冷冻红细胞、洗涤红细胞、红细胞悬液。

(2)白细胞类：转移因子、干扰素、白细胞浓缩液。

(3)血小板类：冷冻血小板、血小板浓缩液、富血小板血浆。

2.血浆成分：

(1)新鲜血浆。

(2)冷冻血浆。

(3)干燥血浆。

(4)白蛋白制剂（人血白蛋白，稳定血浆蛋白溶液）。

(5)各种凝血制剂。

316.静脉输血的关键注意点有哪些？

答：1.取血和输血过程中严格执行查对制度和无菌技术，输血前必须由两名护士进行核对，采血时严禁同时采集两个患者的血标本。

2.血液自血库取出后，应在30 min内输入，避免血液变质或污染，避免震荡。

3.输注两个以上供血者的血液时，应间隔输入少量生理盐水，避免产生不良反应。

4.血液内不可随意加入其他药品，以防血液凝集或溶解。

5.输血过程中应密切观察患者，如有严重反应，应立即停止输血，保留余血，以备检查分析原因。

6.严格掌握输液速度，对年老体弱、严重贫血、心力衰竭患者，滴速宜慢。

7.输完血血袋送回血库低温保留24 h。

317.为什么大量输血后要补充钙?

答：大量快速输血或肝肾功能障碍者可造成体内枸橼酸钠积聚，同时与血液中的钙离子结合，形成可溶性结合物，使血中游离钙离子减少，患者出现低血钙，因此要注意钙的补充。

318.输血浆时是否要做交叉配血?

答：输血浆时不需要做交叉配血，因为血浆中不含红细胞，无凝集原，因此不会发生凝集反应。

319.何谓溶血反应?

答：由于异型输血等原因，使血液中红细胞大量溶解、破坏，释放出游离血红蛋白到血浆中，导致机体发生一系列反应。

320.发生溶血反应为什么会出现黄疸和血红蛋白尿?

答：发生溶血反应时，由于红细胞发生溶解，大量血红蛋白散布到血浆中，肝脏来不及将大量的间接胆红素代谢，致使血液中间接胆红素潴留而出现黄疸；同时大量血红蛋白自肾脏排出形成血红蛋白尿（尿呈酱油色）。

321.溶血反应的主要临床表现有哪些?

答：1.第一阶段：往往在输血10～20 min后出现。由于红细胞凝集成团，阻塞部分小血管引起头部胀痛、面部潮红、恶心、呕吐、心前区压迫感，四肢麻木，腰背剧痛等。

2.第二阶段：由于凝集的红细胞溶解，大量血红蛋白散布到血浆中，出现黄疸和血红蛋白尿。同时伴寒颤、高热、呼吸困难、血压下降等。

3.第三阶段：由于大量的血红蛋白从血浆进入肾小管，遇酸性物质而变成结晶体，使肾小管阻塞，另外由于抗原、抗体作用，使肾小管内皮缺血，缺氧，坏死，脱落，堵塞肾小管。患者出现急性肾衰竭致少尿，甚至无尿。尿内出现管型和蛋白、尿素氮潴留、高血钾、酸中毒等，严重者可发生死亡。

322.发生溶血反应的原因是什么?

答：1.输入异型血（ABO血型系统和Rh血型系统）。

2.输血前红细胞已变质溶解，如血液储存时间过长，输血前将血加热或震荡，细菌感染等。

3.血液中加入高渗或低渗溶液，影响血液pH值变化，致使红细胞大量破坏。

323.大量快速输入库存血为什么会引起出血倾向?

答：因库存血中的血小板、凝血因子Ⅴ、Ⅷ减少，或因大量输血输入过多的枸橼酸钠溶液引起凝血障碍，所以易引起手术区域异常渗血、静脉穿刺点出血、皮肤出血点、牙龈出血，严重者可出现血尿。

324.直接输血如何使用抗凝剂?

答：直接输血时抗凝剂使用方法：50 ml血中加4%枸橼酸钠溶液5 ml。

325.大量输入库血应警惕什么?

答：应警惕酸中毒与高钾血症。因为库存血随着保留时间的延长，血液中的某些成分损失也增多，因此酸性增高，钾离子浓度上升。

326.如何评估库存血的质量?

答：库存血应分两层：上层为血浆，呈淡黄色、半透明；下层为红细胞，呈均匀暗红色。两者界线清楚，且无凝块。如血浆变红或浑浊，有泡沫，血细胞呈紫玫瑰色，两者界线不清，或有血凝块等均说明血液可能变质，不能输入。

327.成人全身血液大约占体重的多少?

答：成人全身血液约占体重的6%～8%，男性约占体重8%，女性约占体重的7.5%。

328.肝素抗凝血作用原理及使用注意点是什么?

答：1.肝素的抗凝血作用极为复杂，对凝血过程的各个环节均有影响：

(1)抑制凝血活酶的活力，从而抑制凝血酶原变成凝血酶。

(2)抑制凝血酶，使之不能发挥促进纤维蛋白原变成纤维蛋白的作用。

(3)阻止血小板的凝集和破坏。

2.使用注意点：

(1)每次注射前应测定凝血时间。

(2)禁止用于出血性疾病患者。

(3)孕妇、产后、肝肾功能不良、高血压患者慎用。

(4)不能与双嘧达莫（潘生丁）等其他活血药同用。

(5)用后密切观察有无出血倾向。

(6)作深部肌内注射。

329.何谓微循环？其生理意义有哪些？

答：微循环是指在组织脏器内微动脉与微静脉之间的血液循环。它是血液和组织以及细胞之间真正进行物质交换的场所，即向各组织细胞运送氧气和营养，带走组织细胞代谢所产生的废物，并可局部地进行自我血液量的调节，以稳定血流和血压。

冷、热、吸入疗法与护理（330～351题）

330.热疗法的目的有哪些？

答：1.使局部血管扩张，改善血液循环，促进炎症的消散或局限。

2.降低痛觉神经的兴奋性，解除疼痛。

3.使局部血管扩张，减轻深部组织充血。

4.对老年人、婴幼儿、体温过低、末梢循环不良者，可用热进行保暖，使患者感到舒适。

331.热疗法禁忌证有哪些？

答：1.凡扭伤、挫伤后48 h内、非炎性水肿、有出血性疾病者不可用热疗法。因热疗后会加重肿胀、水肿与出血。

2.未经确诊的急性腹痛不可用热疗，热疗能减轻疼痛，掩盖病情，延误诊断和治疗，有引发腹膜炎的危险。

3.鼻周围三角区感染化脓时不可用热疗。因为此处血管分布丰富，与颅内海绵窦相通的静脉管内没有静脉瓣，热疗会使血管扩张导致炎症扩散至脑部，后果严重。

4.治疗部位有恶性肿瘤时不可用热疗。因热会加速细胞活动、分裂及生长，从而加重病情。

5.治疗部位有金属移植物者禁用热疗。因为金属是热的良好导体，用热易造成烫伤。

332.使用热水袋注意事项有哪些？

答：1.水温以60～70℃为宜。对意识不清、老年人、婴幼儿、麻醉未清醒、末梢循环不良等患者水温要调至50℃。

2.热水袋不可直接接触患者皮肤，婴幼儿、老年人、昏迷及意识不清等患者应再包一块大毛巾或放于两层毛毯之间。

3.严格执行交班制度，经常巡视观察皮肤情况，如发生皮肤潮红等，应立即停止使用，并在局部涂凡士林以保护皮肤。

4.持续使用时应经常注意保持热水袋的温度，及时更换热水。

5.经常检查有无破损，塞子是否配套及是否漏水。

333.热水坐浴的目的是什么?

答：热水坐浴具有消炎、消肿、止痛的作用，常用于会阴部、肛门疾患及手术后。

334.热水坐浴的注意事项有哪些?

答：1.坐浴前先排尿、排便。

2.坐浴部位若有伤口，坐浴用物必须无菌，坐浴后用无菌技术处理伤口。

3.在患者坐浴时，应观察面色、脉搏有无异常，如有异常，应立即停止坐浴并进行处理。

4.冬天应注意室温和保暖。

5.妇女经期、阴道出血、妊娠后期忌用坐浴，急性盆腔炎患者也不宜坐浴。

335.冷疗法的目的是什么?

答：1.可使局部血管收缩，控制炎症扩散。

2.收缩毛细血管，减轻局部充血或出血。

3.抑制细胞活动，降低末梢神经的敏感性，从而减轻疼痛。

4.降低体温。

336.冷疗法的禁忌证有哪些?

答：1.大面积组织受损、局部组织血液循环不良、感染性休克、微循环明显障碍、皮肤颜色青紫者不宜用冷疗，以防加重微循环障碍，组织坏死。

2.冷会使血管收缩，血流减少，影响细胞间液的吸收，故在水肿部位禁用冷疗。

3.慢性炎症或深部有化脓病灶时，不宜用冷疗，因局部血流减少妨碍炎症吸收。

4.枕后、耳廓、阴囊等处忌用冷疗，以防冻伤；心前区忌用冷疗以防反射性心律减慢，心房、心室颤动及房室传导阻滞；腹部用冷疗易导致腹泻；足心忌冷疗以防反射性末梢血管收缩而影响散热或一过性冠状动脉收缩，因此对高热降温者及心脏病患者应避免足心用冷疗。

5.遇冷过敏者禁用。

337.使用冰帽的目的是什么?

答：使用冰帽可为患者实施头部降温，预防脑水肿，并可降低脑细胞的代谢，减少需氧量，提高脑细胞对缺氧的耐受性。

338.酒精擦浴降温的主要原理是什么？

答：1.刺激皮肤血管扩张散热。

2.酒精蒸发时吸收和带走机体大量的热。

339.酒精擦浴前为什么头部置冰袋、足底置热水袋？

答：酒精擦浴前先置冰袋于头部以助降温，可防止由于擦浴时全身皮肤血管收缩而致脑血流量突然增多，引起头痛。置热水袋于足底，可促使局部血管扩张，有利散热。

340.气管切开患者的护理要点有哪些？

答：1.取平卧或半卧位。

2.保持呼吸道湿润，定时雾化吸入；保持呼吸道通畅，在无菌操作下及时吸尽痰液。

3.妥善固定气管套管，松紧以固定带与皮肤间能伸进一指为宜，定时更换切口处敷料，保持清洁无污染。

4.床边备气管切开包、氧气及急救物品。

5.根据病情，鼓励患者进食，并做好口腔护理。

6.严防外套管脱落和内套管落入异物，注入药物，必须取下针头，沿管壁缓缓注入。

341.气管内吸痰的注意事项有哪些？

答：1.操作动作应轻柔、准确、快速，每次吸痰时间不超过15 s，连续吸痰不得超过3次，吸痰间隔予以纯氧吸入。

2.注意吸痰管插入是否顺利，遇到阻力时应分析原因，不可粗暴盲插。

3.吸痰管最大外径不能超过气管导管内径的1/2，负压不可过大，进吸痰管时不可给予负压，以免损伤患者气道。

4.注意保持呼吸机接头不被污染，戴无菌手套持吸痰管的手不被污染。

5.冲洗水瓶应分别注明吸引气管插管、口鼻腔之用，不能混用。

6.吸痰过程中应当密切观察患者的病情变化，如有心率、血压、呼吸、血氧饱和度的明显改变时，应当立即停止吸痰，立即接呼吸机通气并给予纯氧吸入。

342.气管插管/气管切开患者吸痰指证有哪些？吸痰顺序如何？

答：1. 吸痰指证：患者咳嗽或有呼吸窘迫综合征；听到痰鸣音；呼吸机高压报警；氧分压或氧饱和度突然降低。

2. 吸痰顺序：先吸气管内的分泌物、再吸口腔、最后吸鼻腔。

343.气管切开后为什么要进行雾化吸入？

答：气管切开后由于缺少了上呼吸道湿化的生理过程，导致呼吸道黏膜干燥、发炎、纤毛运动障碍，因而痰液潴留，呼吸功能降低。因此，雾化吸入作为气管切开后一种常规治疗手段。

344.超声雾化的原理是什么？

答：利用超声波发生器输出的高频电能，通过换能器产生超声波声能，作用于雾化罐内的液体，经轻度加温，使之成为细微的气雾，再由呼吸道吸入，达到治疗的目的。

345.超声雾化吸入的目的是什么？

答：1.湿化气道：常用于呼吸道湿化不足、痰液黏稠、气道不畅者，也可作为气管切开术后常规治疗手段。

2.控制呼吸道感染：消除炎症，减轻呼吸道黏膜水肿，稀释痰液，帮助祛痰。常用于咽喉炎、支气管扩张、肺炎、肺脓肿、肺结核等患者。

3.改善通气功能：解除支气管痉挛，保持呼吸道通畅。常用于支气管哮喘等患者。

4.预防呼吸道感染：常用于胸部手术前后的患者。

346.超声雾化吸入的注意事项有哪些？

答：1.使用前，先检查机器各部有无松动、脱落等异常现象，机器和雾化罐的编号要一致。

2.水槽内无足够的冷开水及雾化罐内无液体的情况下，不可开机。

3.水槽和雾化罐内切忌加入热水；使用中如水槽内水温超过60℃时，应关闭机器，调换冷开水。

4.连续使用时，中间需间隔半小时。

5.使用完毕，用物按常规消毒，保持干燥备用，注意保护雾化罐底部的超声膜及水槽底部晶体换能器。

347.何谓吸入法给药？

答：吸入法给药是指用雾化装置将药液分散成细小的雾滴，使其悬浮于气体中，自鼻或口吸入，通过呼吸道、肺吸收以达到治疗目的。

348.吸入法给药治疗目的是什么？

答：吸入法给药治疗目的是：湿化气道、洁净气道、减轻支气管痉挛，减轻和控制呼吸道炎症。

349.试述蒸汽雾化吸入的原理和目的。

答：1.利用湿热物理作用，促进局部血液循环，减轻呼吸道的炎症和水肿，应用药物可使炎症消散。

2.稀释呼吸道分泌物，减轻支气管痉挛，帮助祛痰。

3.保持呼吸道空气湿润、温暖，减少刺激，减轻咳嗽。

350.氧气雾化吸入的关键注意点有哪些？

答：1.在氧气雾化吸入时，严禁接触烟火和易燃物品。

2.在操作过程中，嘱患者将喷气口放在舌根部，作深吸气吸氧后，再屏气1～2 s后呼出，则效果更好。

351.经鼻/口腔吸痰操作的注意点有哪些？

答：1.按照无菌操作原则，插管动作轻柔、敏捷。

2.吸痰前后应当给予高流量吸氧，吸痰时间不宜超过15 s，如痰液较多，需要再次吸引，应间隔 3～5 min，患者耐受后再进行。一根吸痰管只能使用一次。

3.患者痰稠，可以配合翻身叩背、雾化吸入；患者发生缺氧的症状如发绀、心率下降等时，应当立即停止吸痰，休息后再吸。

4.观察患者痰液性状、颜色及痰量。

常见症状观察与护理（352～380题）

352.试述瘫痪的定义及分类。

答：任何原因压迫了脊髓或马尾，使之发生不同程度的损伤，受伤脊髓横切面以下肢体感觉运动反射完全消失，膀胱、肛门括约肌松弛，称为完全性截瘫；有部分功能存在，称为不完全性截瘫；颈段脊髓损伤，双上肢神经活动障碍，称为四肢瘫。

353.如何预防瘫痪患者泌尿道感染？

答：1.每日清洗外阴和肛门，保持清洁干燥。

2.排尿困难者，定时按摩膀胱，但不可重压。

3.尿潴留者，应在严格无菌操作下导尿，必要时作留置导尿。

4.鼓励患者多饮水。

354.如何预防瘫痪患者的肢体畸形、挛缩？

答：1.瘫痪肢体要保持功能位置，防止足下垂，可用护足架或枕头撑足掌。

2. 按摩肢体，协助患者作被动性功能锻炼，每日1～2次，活动量逐渐增加。

355.瘫痪护理的要点有哪些？

答：1.心理护理。

2.认真做好压疮的防治工作。

3.预防泌尿道感染。

4.预防肺部感染。

5.预防肠胀气及便秘。

6.预防跌伤、烫伤、冻伤。

7.预防肢体畸形、挛缩，促进功能恢复。

356.如何预防瘫痪患者发生肺部感染？

答：1.协助患者翻身拍背，鼓励患者咳痰。

2.保持呼吸道通畅。

3.冬天注意保暖。

357.试述抽搐的定义及临床表现。

答：抽搐是多种原因引起的突然、短暂、反复发作的脑功能紊乱，临床表现为突然意识丧失，呼吸暂停，瞳孔散大，对光反应消失，四肢强直，双手握拳。

358.抽搐患者的护理要点有哪些？

答：1.抽搐发作时应有专人守护，防止舌咬伤，必要时加用床栏，防止坠床。

2.保持呼吸道通畅。

3.抽搐时减少对患者任何刺激，保持安静，避免强光刺激。

4.密切观察抽搐发作情况，包括抽搐部位和持续时间、间隔时间等，同时应特别注意神志与瞳孔的变化，及时与医生联系，并详细记录全过程。

5.备好急救用品。

6.抽搐后应让患者安静休息，保持室内光线偏暗、安静。

359.抽搐患者保持呼吸道通畅的护理要点是什么?

答：1.将患者头转向一侧。

2.如有呕吐物，须及时清理。

3.抽搐时禁食。

360.如何防止抽搐患者自伤?

答：1.抽搐发作时应有专人守护。

2.抽搐发作时迅速解开衣扣，用包好的压舌板放入口腔内，以防舌咬伤。

3.必要时加用床栏，以防坠床。

361.何谓休克?

答：休克是指人体受到各种有害因素侵袭后，迅速出现以循环系统为主的功能急剧降低的临床综合征。表现为有效循环血量骤降，组织器官血液灌注不足，病情复杂，变化快。

362.休克的护理要点有哪些?

答：1.根据不同病因，作好急救处理。

2.患者宜安排于单人病室，保持环境安静，避免不必要的搬动。

3.记录特别护理记录单，按医嘱及时监测生命体征并记录，密切观察患者神志、面色、皮肤、指（趾）端血液充盈情况，创伤者观察伤口出血等情况。

4.保持呼吸道通畅，给予氧气吸入。

5.合理安排输液顺序和正确调整补液速度，密切观察尿量，必要时测尿比重。

6.注意保暖，根据病情给予适当体位。

7.保持静脉通路通畅，24 h输液维持者每日更换输液器。正确使用升压药，注意防止静脉炎发生。

8.备齐抢救用品，病情变化及时报告医生，予以立即处理。

363.何谓水肿？临床常见类型有哪些?

答：水肿是指过多的液体在组织间隙或体腔中积聚。

水肿按原因分类有肾性水肿、肝性水肿、心源性水肿、营养不良性水肿、特发性水肿、阻塞性水肿、淋巴性水肿和炎症性水肿等。

364.如何客观收集患者水肿的资料?

答：1.体格检查：体重、腹围、呼吸、脉搏、血压，有无胸腔积水、腹水、腹壁静脉曲张、颈静脉充盈等。

2.皮肤触诊：注意皮肤弹性凹陷等。

3.营养状况：评估患者全身营养状况。

4.实验室检查：肾功能、肝功能、血浆蛋白等。

365.何谓疼痛？

答：疼痛是指伴随着现存的或潜在的组织损伤而产生的一种令人不快的感觉和情绪上的感受，是机体对有害刺激的一种保护性防御反应。

366.疼痛常见的原因有哪些？

答：导致疼痛的原因很多，常见的有：温度刺激、化学刺激、物理损伤、病理改变、心理因素等。

367.如何综合评估患者的疼痛？

答：1.询问病史：了解患者过去有无疼痛经历，以往疼痛的规律以及止痛剂的使用情况。

2.观察与体格检查：检查患者疼痛的部位，注意观察患者疼痛时的生理、行为和情绪反应。如：①静止不动，常见于四肢或外伤疼痛者；②无目的乱动：常见于严重疼痛时患者；③保护动作：是患者对疼痛的一种逃避性反射；④规律性动作或按摩动作：内脏性腹痛时按揉腹部等。

3.疼痛程度的评估工具：如数字评分法、文字描述评分法等。

368.三阶段止痛的含义是什么？

答：三阶梯止痛法是世界卫生组织（WHO）推荐的止痛方法，其目的是逐渐升级、合理应用镇痛剂来缓解疼痛，其原则为：按药效的强弱依阶梯顺序使用。

第一阶段：适应于轻度疼痛的患者，一般使用非阿片类药物、解热镇痛药和抗炎药，常用的有阿司匹林、布洛芬、对乙酰类氨基酚等。

第二阶段：适应于中度疼痛的患者，使用弱阿片类药物，如可待因、布桂嗪（强痛定）、曲马多、泰勒宁等。

第三阶段：适用于重度疼痛患者，使用强阿片类药物，如吗啡、哌替啶、美沙酮、二氢埃托啡等。

369.试述疼痛患者的心理护理。

答：1.建立信赖关系。

2.尊重患者对疼痛的反应。

3.教导有关疼痛的知识。

4.减轻心理压力。

5.分散注意力（参加活动、音乐、有节律按摩、深呼吸、想象、松弛法）。

370. 观察头痛的要点有哪些?

答：1.头痛的性质：血管性、压迫性、灼热性等。

2.头痛的程度及持续时间：急性剧烈疼痛、短暂性头痛、亚急性进行性头痛、慢性持续性或间断性头痛等。

3.头痛的部位：全部、局部、偏头痛等。

4.头痛的前驱症状和伴随症状：如发热、恶心、呕吐、眼球震颤等。

5.患者的神志、意识、瞳孔、呼吸、脉搏、血压等。

6.头痛的原因、诱因等。

371.何谓睡眠性呼吸暂停综合征?

答：睡眠性呼吸暂停综合征是一种在睡眠间发生呼吸自我抑制，出现短暂的呼吸暂停的综合征，可导致动脉血氧饱和度降低、低氧血症、全身及肺部高血压。可分为中枢性和阻塞性呼吸暂停两种类型。

372.试述带状疱疹的定义及治疗原则。

答：带状疱疹是由病毒所引起的急性疱疹性皮肤病，常突然发生，表现为成群的密集性小水疱，沿一侧周围神经作带状分布，伴有神经痛和局部淋巴肿痛，愈后极少复发，神经痛为本病特征之一。

其治疗原则：止痛、抗病毒、消炎、局部对症治疗和防止继发感染。

373.试述接触性皮炎及临床表现。

答：接触性皮炎是因接触某些外界物质后所引起的皮肤炎症反应，以急性为常见。表现为接触部位及易暴露部位：如手指、手背、手腕、前臂、面部、颈部等出现红斑、丘疹、水疱、大疱甚至坏死，伴瘙痒或烧灼感。

374.湿疹临床特点有哪些?

答：湿疹是一种常见的皮肤病，病因复杂，一般认为和变态反应有关。

湿疹的临床特点是多形性、对称性、渗出性、瘙痒性和反复性。

375.出血有哪几类? 如何判断?

答：1.按血液流向分为：

⑴出血：血管破损，血液流至体外。

⑵内出血：血管破损，血液流向体腔或组织间隙。

⑶皮下出血：血管破损，血液流向皮下组织，皮肤未破。

2.按损伤血管分为：

⑴动脉出血：血色鲜红，血流急，呈喷射状。

⑵静脉出血：血色暗红，血流缓慢，量较多。

⑶毛细血管出血：血色鲜红，从伤口渗出，常找不到明显的出血点，量较少，能自行凝结。

376.使用止血带的注意事项有哪些?

答：1.时间：使用止血带的时间应尽量缩短，以1 h为宜，因特殊情况需延长止血带使用时间，连续时间最长不超过4 h，期间应每隔0.5 h至1 h放松1次，每次1～2 min，再在该平面上绑扎，禁止在同一部位反复绑扎。

2.标记：使用止血带的患者，应佩戴止血带使用卡，注明开始上止血带时间、部位、放松时间。

3.保暖：注意肢体保暖，冬季更应注意防寒，因肢体阻断血流后，抗寒能力低下，易发生冻伤，上止血带处，不可覆盖，便于随时观察出血的情况。

4.观察：上止血带患者转运途中，要严密观察伤情及患肢情况，如止血带是否脱落、剧痛、发紫、坏死等应予调整。

5.放松：止血带放松后如出血严重可用手压迫出血动脉，如已不出血，则不需继续使用止血带，但不应立即取掉，应维持松开状态，继续观察，确实止血后方可取掉。

6.停用：停用止血带时应缓慢松开，防止肢体血流突然增加，伤及毛细血管及影响全身血液重新分布，甚至血压下降，取下止血带后应轻抚伤肢，缓解冰冷，麻木等不适感觉。

7.禁忌：伤肢远端明显缺血或有严重挤压伤时禁用此种方法止血。

377.绷扎注意事项有哪些?

答：1.绷扎部位应清洁，无异物，伤口周围皮肤清洁、干燥。

2.腋窝、乳下、腹股沟等处绷扎时用棉垫隔开，骨突处部位应用棉花、纱布、海绵衬垫。

3.绷扎应从远心端向近心端进行，露出末梢部分，便于经常评估血运情况。

4.绷扎应使肢体处在功能位置，绷扎时特别注意，勿损害包扎部位神经、血管以及影响肺部呼吸。

5.绷扎时用力要均匀、牢固、平整、无皱褶。

6.绷扎材料要干燥，因潮湿材料易感染，变干后使包扎过紧而压迫组织。

7.绷扎期间如有不适或组织出现异常（如苍白、发紫、麻木、疼痛等）应拆下重新包扎。

378.骨损伤的固定意义是什么?

答：骨折及骨关节损伤时，采用固定方法可减轻疼痛；预防神经、血管损伤；防止伤口污染及骨折移位；修复受伤的关节囊、韧带、肌肉等组织；便于转运及护理。

379.肢体固定注意事项有哪些?

答：1.有伤口、出血并伴有休克时，应先抢救休克、止血后再进行包扎和固定。

2.四肢骨折及关节损伤伴有烧伤时，应先用清水冲洗伤肢，再进行包扎和固定。

3.开放性骨折，骨折端外露时，不要还纳，以免加重感染和损伤，包扎时可剪开衣裤减少损伤。

4.骨折固定时，须包扎骨折部位上、下2个关节，并先固定上端，再固定下端。

5.夹板固定应牢靠，松紧适宜，过松无效，过紧可压迫患肢血运，以固定带可上下移动1 cm为宜。

6.四肢固定时，应露出末梢部分（指、趾），便于评估血液循环情况。如发生末梢苍白、发冷、麻木、疼痛、水肿、青紫等情况，应立即松开重新固定。

7.肢体固定后应适当抬高，以利血液循环。

8.骨突部位固定时，夹板两端及接触肢体面应加衬垫保护，防止受压。

380.如何评价固定的效果?

答：1.固定牢靠，有效，松紧适宜。

2.局部血液循环良好，无肢端肿胀、疼痛、青紫，脉搏搏动正常。

3.局部感觉正常，无发麻及感觉异常。

护理文件书写（381～394题）

381.何谓病历?

答：病历是指医护人员通过问诊、查体、辅助查体、诊断、治疗、护理等医疗活动中形成的文字、符号、图表、影像、切片等资料进行归纳、分析、整理形成的医疗活动的记录，包括门（急）诊病历和住院病历。

382.医嘱的种类有哪几种?

答：1.长期医嘱：是指自医生开写医嘱起，至医嘱停止，有效时间在24 h以上的医嘱。

2.临时医嘱：有效时间在24 h内，应在短时间内执行，有的需立即执行（st），通常只执行一次。

3.备用医嘱：根据病情需要分为长期备用医嘱和临时备用医嘱两种。

(1)长期备用医嘱（prn）：是指有效时间在24 h以上，必要时用，两次执行之间有时间间隔，由医生注明停止日期后方失效。

(2)临时备用医嘱（sos）：是指自医生开写医嘱起12 h内有效，必要时用，过期未执行则失效。

383.一般护理记录包括哪些内容?

答：护理记录是指护理人员对一般患者住院期间护理过程的客观记录。内容应包括患者姓名、科室、住院号、床位号、页码、记录日期和时间、病情观察、护理措施和效果、护士签名等。

384.护理文件有何重要性?

答：护理文件是整个医疗文件中的一个重要组成部分，是医院和患者重要的档案资料，也是教学、科研、管理以及法律上的重要资料。护理文件是护士对患者进行病情观察和实施护理措施的原始文字记载。是临床护理工作重要组成部分，体现了医院的管理水平和工作质量，护理文件必须书写规范，妥善保管。

385.护理文件书写有什么要求?

答：1.记录及时、准确、真实、完整、客观，内容简明扼要，应用医学术语确切。

2.文字工整，字迹清晰，表述准确，语句通顺。

3.书写中出现错字时，应当用双线划在错字上，不得采用刮、粘、涂等方法掩盖或去除原来的字迹。

4.用蓝黑墨水书写，上级修改下级用红墨水书写并签署全名。

386.护理记录的意义有哪些?

答：护理记录的重要价值体现在以下几方面：

1.沟通：医护人员通过阅读了解患者的需要及治疗护理过程，达到彼此沟通目的。

2.评估患者：由记录得到信息如入院评估，住院评估资料等有助于明确患者需要，确定患者健康问题和制定有针对性的护理计划。

3.调查研究：完整的护理记录是护理科研的重要资料，对回顾性研究有参考价值。

4.教学资源：一份标准、完整的护理记录可使护生看到理论在实践中具体应用，是教学的最好材料。

5.考核：护理记录一定程度上反映出一个医院的护理服务质量、学术及技术水平，是医院护理管理重要信息资料，也是医院等级评定、护理人员考核参考资料。

6.法律依据：护理记录属合法文件，为法律认可的证据。

387.卫生部规定的具有法律效应的护理文件有哪些?

答：体温单、医嘱单、一般护理记录、危重患者护理记录、手术护理记录。

388.处理手术后医嘱与重整医嘱有何不同?

答：凡转科、手术、分娩后需要重整医嘱时，在最后一项医嘱下面用红笔画线，以示前面的医嘱一律作废。如系重整医嘱，则在红线下用蓝笔写上“重整医嘱”和时间，并将需要继续执行的长期医嘱按原来的日期及排列顺序抄录于红线下面。

389.执行临时医嘱有什么要求?

答：1.临时医嘱有效时间在24 h以内，应在短时间内执行，除注明外仅限于一次有效。“即刻”医嘱应立即完成。

2.临时备用医嘱仅在规定时间内优先，过期尚未执行则失效。

3.每项医嘱执行后均应注明执行时间并签全名。

390.如何执行口头医嘱?

答：口头医嘱在一般情况下不予执行，但在抢救或手术过程中医生的口头医嘱，护士必须向医生复述一遍，双方确认无误后方可执行，事后由医生及时补写医嘱。

391. Ⅰ级护理要求有哪些?

答：1.严密观察病情，每30～60 min巡视1次。

2.正确落实各种治疗护理措施，详细填写护理病程记录。

3.加强基础护理，防止并发症：

⑴术后3日内床上沐浴或擦身每日1次；头发护理早、中、晚各1次，每日会阴清洁和洗脚各1次。

⑵督促患者经常翻身，术后和昏迷患者协助翻身每2 h一次;压疮护理每班1次，并做好记录。

⑶生活上给予周密照顾，按时喂饭、服药，并送茶水、便器到床边，协助完成各种需要。

⑷认真做好心理护理及健康教育。

392. Ⅱ级护理要求有哪些?

答：1.注意观察病情，观察特殊治疗或特殊用药后的反应及效果，每1～2 h巡视一次。

2.根据病情可在床上或床边进行轻度活动。

3.协助患者做好晨、晚间护理，如洗脚、刷牙、洗脸等，并鼓励患者多翻身；生活不能自理者，要协助喂饭及大小便护理。

4.针对不同疾病，做好健康教育。

393.重症护理记录单书写要求有哪些?

答：危重患者护理记录是指护士根据医嘱和病情对危重患者住院期间护理过程的客观记录。危重患者护理记录应当根据相应专科的护理特点书写。内容包括患者姓名、科别、住院病历号（或病案号）、床位号、页码、记录日期和时间、出入液量、体温、脉搏、呼吸、血压等病情观察、护理措施和效果、护士签名等。记录时间应当具体到分钟。

394.病区交班内容有哪些?

答：1.新入院及转入患者，应写明入院（转入）原因，既往重要病史，尤其过敏史，主要症状、处理、治疗护理及可能发生病情突变等。

2.对危重患者和有异常情况、特殊检查治疗的患者应写明患者主诉、生命体征、病情动态、特殊抢救及治疗护理，下一班要重点观察和注意。

3.当天手术患者，需报告用何种麻醉，手术名称及经过，麻醉清醒时间，回病房后血压、伤口、引流、排尿及镇痛药使用情况。对准备手术者应交待术前准备和术前用药情况。

4.产妇应报告胎次、产程、分娩时间、会阴切口及恶露情况。

5.当日病区内发生的重大事件等。

临终护理（395～406题）

395.临终护理的定义是什么?

答：临终护理又称终末护理、安息护理。患者进入终末阶段，处于极度衰竭状态，护士应诚恳地提供周到、全面的护理，设法解除其生理上痛苦、缓和其心理上对死亡的恐惧与不安，保持人的尊严。

396.临终护理的目的是什么?

答：临终护理的目的是使临终患者的生命质量得到提高，能够无痛苦、舒适地度过人生的最后历程，并使家属的身心健康得到维持和增强。

397.试述临终护理的要点。

答：1.护理人员必须尊重患者的意愿，尽力满足患者合理的要求。

2.做好基础护理工作，尽量减少对患者的搬动和刺激。

3.保持室内空气新鲜，环境安静。

4.同时做好家属的工作，促进家属的心理适应，帮助患者和家属共同度过其人生最后阶段。

398.临终患者的心理反应有哪几个阶段?

答：临终患者心理反应有5个阶段即否认期、愤怒期、协议期、忧郁期和接受期。

399.濒死定义是什么?

答：濒死即临终，指患者在已接受治疗性和姑息性的治疗后，虽然意识清楚但病情加速恶化，各种迹象显示生命即将终结。因此，濒死是生命活动的最后阶段。

400.濒死患者有什么临床表现?

答：濒死患者表现为意识模糊或丧失、各种反射减弱或逐渐消失、肌张力减退或消失、循环系统功能减退、心跳减弱、血压下降，患者表现为四肢发绀、皮肤湿冷、呼吸系统功能进行性减退、表现为呼吸微弱、出现潮式呼吸或间断呼吸、代谢障碍、肠蠕动逐渐停止、感觉消失、视力下降。各种迹象表明生命即将终结，是死亡过程的开始阶段。

401.死亡判断标准有哪些?

答：1.以脑死亡作为判断死亡依据。脑死亡即全脑死亡，包括大脑，中脑，小脑和脑干的不可逆死亡。

2.脑死亡判断标准：

(1)无感受性及反应性。

(2)无运动，无呼吸。

(3)无反射。

(4)脑电波平坦。

402.死亡过程可分为哪3期?

答：死亡过程可分为①濒死期、②临床死亡期、③生物学死亡期。

403.何谓生物学死亡?

答：生物学死亡是指全身器官、组织、细胞生命活动停止，也称细胞死亡。随着生物学死亡期的进展，相继出现尸冷、尸斑、尸僵及尸体腐败等现象。

404.尸体护理的目的是什么?

答：尸体护理的目的是：①使尸体清洁，维护良好的尸体外观，易于鉴别；②安慰家属减少哀痛。

405.尸体识别卡应分别放置在什么位置?

答：第一张：死者右手腕部。

第二张：尸体腰部的尸单上。

第三张：停尸屉外。

406.尸体护理的注意事项有哪些?

答：1.必须先由医生开出死亡通知，并得到家属许可后，护士方可进行尸体护理。

2.患者死亡后应及时进行尸体护理，以防尸体僵硬。

3.护士应以高尚的职业道德和感情，尊重死者，严肃、认真地作好尸体护理工作。

4.传染病患者的尸体应使用消毒液擦洗，并用消毒液浸泡的棉球填塞各孔道，尸体用尸单包裹后装入不透水的袋中，并作出传染标识。

内科护理学

呼吸系统疾病患者的护理（407～432题）

407.为什么吸入气管内的异物容易进入右侧支气管?

答：因气管在隆突处（位于胸骨角）分为左右支气管，右支气管较粗短，并与脊柱形成30°角，而左支气管为50°角，故异物吸入更易进入右侧支气管。

408.痰培养标本采集方法有哪些?

答：1.自然咳痰法最为常用，清晨采标本前用清水漱口数次后用力咳出深部第一口痰，留于无菌容器中，咳痰困难者可采用雾化或口服祛痰剂后留取。

2.经环甲膜穿刺气管吸引留取标本。

3.经纤维支气管镜防污染法采样。

409.采集痰培养标本时应注意什么事项?

答：1.采集清晨痰为佳。

2.防止唾液及上呼吸道分泌物污染。

3.标本应及时送检，因为有些细菌如肺炎链球菌、产气杆菌等极易死亡。

410. 慢性阻塞性肺疾病（COPD）患者饮食指导有哪些?

答：腹胀的患者应进软食，少食多餐，细嚼慢咽。避免进食产气的食物，避免进食易引起便秘的食物。肺气肿的患者由于机体需要应进高热量、高蛋白质饮食，可在两餐间提供。患者餐前和进餐时避免饮液体。餐前提供口腔护理可以增加食欲，餐后避免平卧，有利于消化。

411.结核病可分为哪几个类型?

答：1.原发型肺结核。

2.血行播散型肺结核。

3.继发型肺结核。

⑴浸润性肺结核。

⑵空洞性肺结核。

⑶结核球。

⑷干酪样肺炎。

(5)纤维空洞性肺结核。

4.结核性胸膜炎。

5.其他肺外结核。

6.菌阴肺结核。

412.咯血窒息的原因有哪些？有什么临床表现？

答：1.咯血窒息的原因有：

(1)大量血液阻塞呼吸道。

(2)患者体弱，咳嗽反射差，无力将血液咳出。

(3)患者极度紧张，诱发喉头痉挛。

2.临床表现：患者突然烦躁不安、惊恐、大汗淋漓、发绀、不能讲话，呼吸困难，有憋气感，若不及时处理，可迅速出现抽搐，发生呼吸、心跳停止而死亡。

413.大咯血窒息时如何抢救？

答：1.保持呼吸道通畅，立即取头低脚高45°的俯卧位，面部侧向一边，轻拍背部，迅速排出在气道和口咽部的血块，或直接刺激咽部以咳出血块，有条件时行吸痰管机械吸引。

2.高浓度吸氧。

3.做好气管插管或气管切开的准备与配合工作，以解除呼吸道阻塞。

4.必要时用呼吸兴奋剂。咯血时要注意防治阻塞性肺不张、肺部感染及休克等并发症。

414.肺癌患者为什么出现高钙血症？

答：肺癌患者可因骨转移导致骨质破坏，或由癌细胞（多为鳞癌）分泌异位甲状旁腺激素引起高钙血症。

415.何谓上腔静脉阻塞综合征？

答：上腔静脉阻塞综合征主要是指上腔静脉梗阻性疾病，表现为上半身血液回流受阻，上腔静脉压升高，形成广泛的上腔静脉侧支循环，产生一系列临床症状。患者有头痛、头晕、嗜睡等症状，典型体征为面部、颈部和上肢瘀血、水肿和前胸部的静脉曲张。

416.何谓张力性（高压性）气胸？

答：张力性气胸是指胸膜破裂口呈单向活瓣或活塞，吸气时因胸廓扩大、胸膜腔内压变小而开启，空气进入胸膜腔；呼气时胸腔内压升高压迫活瓣而关闭，使气体不能排出，致使胸腔内气体不断积聚，压力持续升高，造成肺脏萎缩、纵隔移位、静脉回流受阻等，甚至引起急性心肺功能衰竭。此型胸腔压力明显升高，抽气成负压后不久，又转为正压。

417.对自发性气胸的患者需作哪些健康指导?

答：1.坚持肺部基础疾病的治疗：向患者介绍继发性自发性气胸的发生是由于肺组织有基础疾病存在，因此遵医嘱积极治疗肺部基础疾病对于预防气胸的复发极为重要。

2.避免气胸诱发因素：

(1)避免抬举重物、剧烈咳嗽、屏气、用力排便等，并采取有效的预防便秘措施。

(2)注意劳逸结合，在气胸痊愈后的1个月内，不要进行剧烈运动，如打球、跑步等。

(3)保持心情愉快，避免情绪波动。

(4)吸烟者应指导戒烟。

3.气胸复发时的处理：一旦出现突发性胸痛，随即感到胸闷、气急时，可能气胸复发，应及时就诊。

418.支气管哮喘患者的病情观察包括哪些内容?

答：1.观察哮喘发作的前驱症状，如鼻咽痒、喷嚏、流涕、眼痒等黏膜过敏症状。

2.哮喘发作时，观察患者意识状态、呼吸频率、节率深度及辅助呼吸肌是否参与呼吸运动等，监测呼吸音、哮鸣音变化，监测动脉血气分析和肺功能情况，了解病情和治疗效果。

3.哮喘严重发作时，如经治疗病情无缓解，做好机械通气准备工作。

4.对急性期患者加强监护，尤其在夜间和凌晨哮喘易发作。

5.观察药物作用和不良反应。

6.了解患者复发哮喘的病因和过敏源，避免诱发因素。

419.如何指导支气管扩张咯血患者进行体位引流?

答：1.根据不同部位的病变作体位引流，病变部位处于高处。

2.引流时间每次为15 min，鼓励患者咳嗽，引流完毕后给漱口。

3.每日1～2次（清晨、入睡前）作体位引流，记录引流出的痰量及性质。

4.引流应在饭前进行，应协助拍背。

420.何谓肺性脑病？其临床表现有哪些？

答：肺性脑病是因呼吸功能不全导致缺氧、CO_2潴留而引起的神经、精神障碍，它是一种临床综合征。轻型患者有头痛、神志恍惚、白天嗜睡、夜间失眠、兴奋；中型患者出现谵妄、躁动、肌肉抽搐、球结膜水肿；重型患者呈昏迷状态，有癫痫样抽搐，生理反射消失，巴彬斯基征阳性，可导致死亡。

421.何谓长期家庭氧疗（LTOT）？长期家庭氧疗的指证、用法及目的是什么？

答：1.长期家庭氧疗是指持续低流量吸氧1～2 L/min，每日吸氧15 h以上。对COPD慢性呼吸衰竭者可提高生活质量和生存率。

2.LTOT指证：

(1)$PaO_2 \leqslant 7.3$ kPa（55 mmHg）或$SaO_2 \leqslant 88\%$，有或没有高碳酸血症。

(2)PaO_2 7.3～8.0 kPa（55～60 mmHg），或$SaO_2 < 89\%$，并有肺动脉高压、心力衰竭所致红细胞增多症（血细胞比容＞0.55）。

3.用法、目的：一般用鼻导管吸氧，氧流量为1～2 L/min，吸氧时间＞15 h/d。目的是使患者在海平面静息状态下，达到$PaO_2 \geqslant 8.0$ kPa（60 mmHg）和（或）使SaO_2升至90%。

422.为什么长期氧疗能提高肺心病患者生存率？

答：1.吸氧后缺氧性肺血管收缩得到控制或缓解。

2.$Pa0_2$维持在8k Pa以上，避免致死性心律失常的发生。

3.能改善生活质量。长期氧疗不仅减轻静息状态的呼吸困难，而且改善了活动后的喘息，增加日间有效活动，提高运动耐力。

423.慢性肺心病患者低浓度给氧的依据是什么？

答：1.失代偿期患者多为慢性Ⅱ型呼吸衰竭，患者的呼吸中枢对CO_2刺激的敏感性降低，甚至处于抑制状态，其兴奋性主要依靠缺氧对外周化学感受器的刺激作用，当吸入氧浓度过高，随缺氧的短暂改善解除了其对中枢兴奋作用，结果使呼吸受抑制，CO_2潴留加剧，甚至出现呼吸性酸中毒和肺性脑病。

2.由氧解离曲线的特点所决定，吸入低浓度氧，使患者$Pa0_2$适当提高，就能使SaO_2明显提高，这样既纠正严重缺氧，又避免CO_2潴留对呼吸中枢的抑制作用，为进一步治疗创造了条件。

424.如何指导慢性肺心病患者减少体力消耗?

答：指导患者采用既有利于气体交换又能节省能量的姿势，如站立时，背倚墙使隔肌和胸廓松弛，全身放松。坐位时凳高合适，两足正好平放在地，身体稍前倾，两手放在双腿上或趴在小桌上，桌上放软枕，使患者胸椎与腰椎尽可能在一直线上。卧位时抬高床头，并略抬高床尾，使下肢关节轻度弯曲。

425.如何保持呼吸衰竭患者的呼吸道通畅?

答：1.清除呼吸道分泌物及异物，保持呼吸道湿化，根据患者病情进行吸痰，如分泌物严重阻塞气道时，应立即进行机械吸引。

2.缓解支气管痉挛，用支气管解痉药，必要时同时应用肾上腺皮质激素。

3.病情需要时建立人工气道，如：气管插管或气管切开。

426.氧疗改善低氧血症的作用机制是什么?

答：氧疗的效应是通过提高肺泡氧分压，增加氧弥散能力，提高PaO_2，改善低氧血症导致的组织缺氧。机体缺氧状态的改善可减轻呼吸肌因代偿缺氧过度工作的负担，并可减轻心脏的负荷。

427.慢性呼吸衰竭的氧疗指证是什么?

答：由于慢性呼吸衰竭患者机体有一定的代偿和适应能力，一般将$PaO_2 < 8$ kPa定为氧疗的指证，$PaO_2 < 7.3$ kPa（55 mmHg）为必须氧疗的指标。

428.Ⅰ型与Ⅱ型呼衰氧疗方法有什么不同?为什么?

答：1.Ⅰ型呼吸衰竭（低氧血症，二氧化碳分压正常或降低）：短时间内吸入FiO_2 50%～60%或更高浓度的氧，待PaO_2上升至60 mmHg以上后，将FiO_2降低，以防氧中毒等并发症。常压下FiO_2 40%以下是安全的，40%～60%有可能引起毒性反应，60%以上必须限制在48 h以内，最多不超过72 h。

2.Ⅱ型呼吸衰竭（低氧血症伴二氧化碳潴留）：给予持续低流量吸氧，$FiO_2 < 35\%$，使PaO_2维持在60 mmHg，这样既能纠正严重缺氧，又能防止CO_2潴留的加重。

429.呼吸衰竭患者康复期的健康指导内容有哪些?

答：1.指导患者做缩唇腹式呼吸以改善通气。

2.鼓励患者适当家务活动，尽可能下床活动。

3.预防上呼吸道感染，注意保暖，季节交换和流感季节少外出，少去公共场所。

4.劝告戒烟，如有感冒尽快就医，控制感染。

430.何谓急性呼吸窘迫综合征?

答：急性呼吸窘迫综合征（acute respiratory distress syndrome，ARDS）是指患者原心肺功能正常，由于肺外或肺的严重疾病，如严重感染、休克、烧伤、严重创伤、弥散性血管内凝血（DIC）和大手术而继发的急性、进行性呼吸窘迫和难以纠正的低氧血症性呼吸衰竭。

431.何谓氧中毒？有何临床表现?

答：长时间吸入高浓度氧，体内产生过多的氧自由基，导致组织细胞的损伤和功能障碍称为氧中毒。氧中毒一般在吸入高浓度氧（$FiO_2 > 50\%$）6～30 h开始出现，患者有胸骨后疼痛或不适，胸闷、干咳、呼吸困难，PaO_2呈进行性下降，肺顺应性下降，P（A-a）CO_2增大，X线胸片有斑片状模糊浸润性阴影。

432.试述机械通气患者脱离呼吸机的步骤。

答：1.调整呼吸机参数：如逐渐减少进气量、进气压力及氧浓度。

2.间断使用呼吸机或调节呼吸机模式：如可选用SIMV、PSV等，锻炼呼吸肌，帮助患者恢复呼吸功能，要特别注意循序渐进，不可操之过急。

3.撤机：当患者具备完全撤离呼吸机的能力后，需按以下4个步骤进行：撤离呼吸机-气囊放气-拔管（气管切开除外）-吸氧。

循环系统疾病患者的护理（433～473题）

433.何谓晕厥?

答：晕厥是指一时性广泛脑组织缺血、缺氧后引起的短暂、突然的可逆性意识丧失。

434.何谓阿-斯综合征?

答：由于心排血量骤减、中断或严重低血压而引起脑供血骤然减少或停止而出现的短暂意识丧失，常伴有机体张力丧失而不能维持一定的体位。心脏供血暂停5 s以上可发生晕厥；超过10 s则可出现抽搐，称为阿-斯综合征（Adams-Stokes syndrome）。

435.何谓心力衰竭?

答：心力衰竭是指各种心脏疾病导致心功能不全的一种综合征，绝大多数情况下是指心肌收缩力下降使心排血量不能满足机体代谢的需求，器官、组织血液灌注不足，同时出现肺循环和（或）体循环瘀血的表现。

436.试述心功能不全的分级标准。

答：Ⅰ级：患者患有心脏病，平时一般活动不引起疲乏、心悸、呼吸困难、心绞痛等症状。

Ⅱ级：体力活动轻度受限。休息时无自觉症状，平时一般活动即可出现上述症状，休息后很快缓解。

Ⅲ级：体力活动明显受限。休息时无症状，低于平时一般活动量时即可引起上述症状，休息较长时间后症状方可缓解。

Ⅳ级：不能从事任何体力活动。休息时亦有心力衰竭的症状，体力活动后加重。

437.左心功能不全患者有哪些临床症状？

答：1.呼吸困难为最早出现的症状，可表现为劳力性呼吸困难、夜间阵发性呼吸困难。严重左心功能不全时，患者可出现端坐呼吸。

2.咳嗽、咳痰、咯血。

3.低心排量症状可有乏力、头晕、失眠、尿少、发绀、心悸等。

438.利尿剂为何能减轻心脏负担？有何不良反应？

答：利尿剂通过利尿作用排出过多的钠盐和水分，减少循环血容量，减轻心脏的前负荷而改善左心室功能。但在利尿的同时，常伴有体内电解质的排出，容易出现低血钾、低血钠等电解质紊乱，并容易诱发心律失常、洋地黄中毒等。

439.简述洋地黄治疗心力衰竭的作用机制。

答：洋地黄可加强心肌收缩力，减慢心率，增加心排血量，从而改善各器官的血液灌注，改善心功能不全患者的血液动力学。

440.试述洋地黄的毒性反应。

答：1.胃肠道反应：恶心、呕吐，食欲不振等。

2.神经系统反应：头痛、头晕、视觉改变。

3.心脏反应：引发各种心律失常，多见室性期前收缩（甚至二联律）、室上性心动过速伴房室传导阻滞、交界区心律、房室传导阻滞等。

4.洋地黄过敏，很少见。

441.简述洋地黄毒性反应的处理要点。

答：1.立即停用洋地黄类药物。

2.补充钾盐，可口服或静脉滴注氯化钾，停用排钾利尿剂。

3.纠正心律失常，单发期前收缩、I°房室传导阻滞、心房颤动伴缓慢心室率等，一般停药后可自行消失，如为快速心律失常可用苯妥英钠或利多卡因，禁用电复律；心率缓慢者可用阿托品0.5～1.0 mg皮下或静脉注射，安置临时起搏器。

442.对急性左心功能不全的患者如何给氧?

答：保证有开放的气道，立即吸入高流量氧气（可达6～8 L/min）；给氧时，在氧气湿化瓶中加入50%乙醇，以降低肺内泡沫的表面张力，使泡沫破裂，有利于肺泡通气改善。如患者不能耐受，可降低乙醇浓度至30%或给予间断吸入。

443.心血管系统疾病的急救护理常规是什么?

答：1.护理人员熟练掌握常用仪器、抢救器材及药品。

2.各抢救用物定点放置，定人保管，定量供应，定时核对，定期消毒，使其保持完好备用状态。

3.患者一旦发生晕厥，应立即就地抢救并通知医生。

4.应及时给予吸氧，建立静脉通道。

5.按医嘱准、稳、快地使用各类药物。

6.若患者出现心脏骤停，立即进行心、肺、脑复苏。

444.慢性心功能不全的患者需观察哪些病情变化?

答：1.注意观察有无早期心力衰竭临床表现，如：劳力性或夜间阵发性呼吸困难等急性肺水肿征兆。

2.定时测量心率、血压、呼吸，危重患者应予连续监测。在使用血管扩张剂过程中需15～30 min测血压1次，必要时作漂浮导管监测血液动力学变化。

3.严格控制补液滴速，20～30滴/min，急性肺水肿患者应控制在15～16滴/min，有条件情况下可采用微量输液泵来控制滴速。

4.观察并记录24 h出入液量，定期测定尿比重。

445.如何进行急性肺水肿的抢救配合及护理?

答：1.立即通知医生，安置患者于监护室，并安慰患者。

2.给患者半卧位或双下肢下垂坐位。

3.30%～50%乙醇湿化或与无菌水湿化交替高流量吸氧。

4.及早、准确使用镇静、强心、利尿及血管扩张剂。

5.观察并记录患者神志、面色、心率、心律、呼吸、血压、尿量、药物反应情况。

446.典型的心绞痛具有哪些临床特征?

答：1.症状：突然发作的胸痛，常呈压榨、紧闷、窒息感，常迫使患者停止原有动作；部位常见于胸骨中段或上段之后，其次为心前区，可放射至颈、咽部、左肩与左臂内侧，直至无名指和小指；疼痛持续时间多为1～5 min，很少超过15 min；疼痛大多于体力劳动、情绪激动、饱餐、受寒等情况下诱发；休息或舌下含服硝酸甘油后几分钟内可缓解。

2.体征：发作时患者面色苍白、冷汗、气短或有濒死恐惧感，有时可出现血压波动或心律、心率的变化。

447.试述心绞痛患者的健康指导。

答：1.改变生活方式：合理膳食、控制体重、适当运动、戒烟和减轻精神压力；指导患者合理安排工作和生活，急性发作期间应就地休息，缓解期注意劳逸结合。

2.避免紧张、焦虑、恐惧情绪，避免各种诱发因素。

3.指导患者自我监测病情的方法：教会患者及家属心绞痛发作时，立即停止活动或舌下含服硝酸甘油。

4.用药指导：指导患者遵医嘱服药，自我监测药物的不良反应。

5.定期随访。

448.心肌有哪些主要生理特性?

答：1.自律性：心肌起搏细胞在没有外来刺激的条件下，能自动而有规律地产生冲动。

2.兴奋性：心肌受刺激后可引起兴奋反应。

3.传导性：心肌细胞具有将冲动自一处传向相邻部位的性能。

449.何谓窦性心律?

答：正常心脏起搏点位于窦房结，由窦房结冲动引起的心律称为窦性心律。

450.何谓过早搏动？有哪几种类型?

答：过早搏动又称期前收缩或早搏，是临床上最常见的心律失常。过早搏动是由于窦房结以外的异位起搏点过早发出冲动，引起心脏搏动。根据异位起搏点的部位不同，可将过早搏动分为房性、房室交界性、室性三类。

451.哪些原因可引起过早搏动?

答：1.健康人精神或体力过分疲劳、情绪紧张、过多吸烟、饮酒或饮茶时可出现过早搏动，属生理性早搏。

2.各种心脏病，如冠心病、风湿性心脏病、心肌炎、心肌病、二尖瓣脱垂常可引起过早搏动，属病理性早搏。

3.药物、电解质紊乱亦可引起各种类型的过早搏动。

452.房性期前收缩心电图有哪些特点?

答：房性期前收缩心电图特点为：

1.提前发生的P′波，其形态与窦性p′波稍有差别。

2.提前的P′波后继以形态正常的QRS波。

3.期前收缩后常可见不完全代偿间歇。

453.室性期前收缩心电图有哪些特点?

答：室性期前收缩心电图特点是：

1.提前出现的宽大畸形（时限常>0.12 s）的QRS波群，其前无P波。

2.ST段和T波的方向与主波方向相反。

3.期前收缩后多见完全代偿间歇。

454.房颤心电图有哪些特点?

答：1.P波消失，代之以频率为350～600次/min、形状大小不同、间隔不均匀的f波。

2.心室率通常在100～160次/min，心室律极不规则。

3.QRS波群形态正常。

455.简述心脏骤停的处理要点。

答：心脏骤停的处理要点：拳击复律、呼救、初级心肺复苏（开放气道、人工呼吸、胸外按压）、高级心肺复苏（纠正低氧血症、除颤和复律、药物治疗）、脑复苏。

456.试述右心功能不全患者的病理基础及其临床表现。

答：右心功能不全患者的主要病理基础为体循环静脉淤血，表现为上腹饱胀、食欲减退、颈静脉怒张、肝肿大有压痛、水肿、右心室肥大等。

457.如何早期发现急性心肌梗死?

答：1.突然严重的心绞痛发作或原有心绞痛程度加重、发作频繁、时间延长或舌下含服硝酸甘油无效并伴有胃肠道症状者，应立即通知医生，并加以严密观察。

2.心电图检查ST段一时性明显抬高或压低，T波倒置或增高。

458.急性心肌梗死有哪些并发症?

答：1.乳头肌功能失调或断裂。

2.心脏破裂。

3.栓塞。

4.心室壁瘤。

5.心肌梗死综合征。

459.急性心肌梗死心电图典型的改变是什么?

答：急性期可见宽而深的Q波（病理性Q波），ST段呈弓背向上，明显抬高及T波倒置。

460.简述急性心肌梗死患者恢复活动耐力的过程。

答：急性期24 h内绝对卧床休息，若病情稳定无并发症，24 h后可允许患者坐床边椅。指导患者进行腹式呼吸、关节被动与主动运动，协助患者洗漱、进餐，在患者活动耐力范围内，鼓励患者自理部分生活活动，以增加患者的自我价值感，逐渐过渡到床边活动。心肌梗死后第5～7日后可在病室内行走、室外走廊散步、做医疗体操，在帮助下入厕、洗澡、试着上下一层楼梯等。若有并发症，则应适当延长卧床时间。

461.如何评估心肌梗死患者活动耐力?

答：患者活动过程中，应监测其心率、血压、心电图，注意询问患者的感受、观察患者的反应。若活动时心率比安静时心率增加20～30次/min或15～20次/min（服用β受体阻滞剂后），血压降低1.33～2 kPa（或15 mmHg）以上或血压异常增高，心电图上表现出心律失常或ST段移动，患者主诉乏力、头晕、呼吸困难、恶心、心前区疼痛时，应立即停止活动，卧床休息。

462.如何指导心肌梗死患者进行活动。

答：心肌梗死患者活动量以不引起任何不适为度，心率增加10～20次/min为正常反应。运动时心率增加＜10次/min可加大运动量，进入高一阶段的训练。若运动时心率增加超过20次/min，收缩压降低超过2.0 kPa（15 mmHg），出现心律失常或心电图ST段缺血型下降≥0.1 mV或上升≥0.2 mV，则应退回到前一个运动水平。出现下列情况时应减缓运动进程或停止运动：

1.胸痛、心悸、气喘、头晕、恶心、呕吐等。

2.心肌梗死3周内活动时心率变化超过20次/min或血压变化超过2.7 kPa（20 mmHg）。

3.心肌梗死6周内活动时心率变化超过30次/min或血压变化超过4.0 kPa（30 mmHg）。

463.成人高血压判断标准是什么?

答：收缩压≥18.7 kPa（140 mmHg）和（或）舒张压≥12.0 kPa（90 mmHg）即诊断为高血压。

464.长期高血压可发生哪些并发症?

答：长期、持久血压升高可导致心、脑、肾等靶器官受损。

1.脑部表现：血压急剧升高可发生脑血管痉挛，导致一过性脑缺血，出现头痛、头晕、失语、肢体瘫痪，甚至可致脑出血等。

2.心脏表现：早期左心室后负荷增加，心肌肥厚，心脏增大，心功能代偿，症状不明显；后期心功能失代偿，出现左心功能不全，左心室扩大。合并冠状动脉粥样硬化的患者可有心绞痛或心肌梗死。

3.肾脏表现：长期高血压导致肾小动脉硬化，肾功能减退，晚期可出现氮质血症及尿毒症。

465.恶性或急进型高血压的主要临床表现有哪些?

答：1.血压明显升高，舒张压持续在17.3 kPa（130 mmHg）以上。

2.头痛、乏力、视力迅速减退。

3.迅速出现的肾衰竭。

466.高血压危象有什么症状？发生原因是什么?

答：高血压危象时患者血压突然急剧升高，舒张压可持续高于17.3 kPa（130 mmHg），伴头痛、恶心、心悸、出汗、视力模糊等征象，以及伴有动脉痉挛累及的靶器官缺血症状。其原因多为交感神经兴奋性亢进、循环血中儿茶酚胺过多所致。

467.何谓高血压脑病?

答：高血压脑病是指血压突然或短期内明显升高，同时伴有中枢神经功能障碍征象。临床有严重头痛、呕吐、神志改变，重者意识模糊、抽搐、昏迷。

468.常用的降压药物有哪几类（每一类列举一个药物）?

答：1.利尿剂：噻嗪类药物如氢氯噻嗪。

2.β受体阻滞剂：美托洛尔（倍他乐克）。

3.钙通道阻滞剂：硝苯地平（心痛定）。

4.血管紧张素转换酶抑制剂：依那普利。

5.血管紧张素Ⅱ受体拮抗剂：氯沙坦。

469.高血压患者测量血压时应注意什么?

答：1.患者在测血压前30 min不要吸烟，避免饮刺激性饮料如浓茶、可乐、咖啡等。

2.患者应在安静状态下休息5 min后再测血压。

3.应连续测两次血压取平均值。

470.如何给高血压患者作运动指导?

答：高血压患者应避免参加竞争、比赛性质的活动以及力量型活动，如举重、俯卧撑等。而应根据病情选择骑自行车、健身操、快步行走等有氧运动，每周3～5次，每次持续30～60 min，运动量应掌握在使心率达到最大心率的70%～85%（最大心率= 170–年龄）。当运动中出现心悸、气短、极度乏力、头晕等症状时应立即停止，给予休息。

471.患者发生高血压急症时应如何处理?

答：当患者发生高血压急症时：

1.应立即让其卧床休息，抬高床头，减轻脑水肿，加床档以防患者因躁动而坠床。

2.给予患者吸氧并开放静脉。

3.连接心电、血压监测，监测患者血压，每15 min记录一次测量结果。

4.遵医嘱给予快速降压药，脑水肿患者予以甘露醇快速脱水。

5.安定患者情绪，必要时用镇静剂。

6.注意评估患者有无剧烈头痛、呕吐、大汗、视力模糊等表现，是否发生心力衰竭、肾衰竭、高血压脑病等症状和体征，及时发现和救治。

472.高血压患者饮食指导有哪些?

答：1.限制钠盐摄入，每日应低于6 g。

2.保证充足的钾、钙摄入，多食绿色蔬菜、水果、豆类食物。油菜、芹菜、蘑菇、木耳、虾皮、紫菜等食物含钙量较高。

3.减少脂肪摄入，补充适量蛋白质，如蛋类、鱼类等。

4.增加粗纤维食物摄入，预防便秘。因用力排便可使收缩压上升，甚至造成血管破裂。

5.戒烟限酒。

6.控制体重，控制总热量摄入。

473.如何指导高血压患者正确用药?

答：1.强调长期药物治疗的重要性，用降压药物降至理想水平后，应继续服用维持量，以保持血压相对稳定，对无症状者更应强调。

2.告知有关降压药物的名称、剂量、用法、作用及不良反应，并提供书面材料。嘱患者必须遵医嘱按时按量服药，如果根据自觉症状来增减药物、忘记服药或在下次吃药时补服上次忘记的药量，均可导致血压波动。

3.不能擅自突然停药，经治疗血压得到满意控制后，可逐渐减少剂量。但如果突然停药，可导致血压突然升高，冠心病患者突然停用β受体阻滞剂可诱发心绞痛、心肌梗死等。

消化系统疾病患者的护理（474～517题）

474.简述胃酸的分泌与作用。

答：胃酸由胃壁细胞分泌，能激活胃蛋白酶原使其成为具有活性的胃蛋白酶，提供该酶活动所需要的酸性环境；使蛋白质变性而易于水解；可杀灭随食物进入胃内的细菌；促进胰液、胆汁和小肠液的分泌，有助于Fe^{2+}和Ca^{2+}的吸收。

475. 简述肝脏的功能。

答：1.物质代谢：肝脏参与食物中各种营养成分消化吸收后，糖、蛋白质、脂肪、维生素等的合成代谢。

2.解毒作用：外来的或体内代谢产生的有毒物质如毒素、细菌、血氨及化学药物均要经过肝脏分解去毒后随胆汁或尿液排出体外，许多激素如雌激素和抗利尿激素在肝脏灭活。

3.生成胆汁：胆汁可促进脂肪在小肠内的消化和吸收，各种原因引起胆汁酸合成、转运、分泌、排泄障碍时，可引起脂溶性维生素缺乏。

476. 简述胰岛α细胞的生理功能。

答：胰岛α细胞分泌胰高血糖素，又称“动员营养物质激素”，此激素能促进脂肪及蛋白质代谢分解，促进肝糖原分解和糖原异生，使血糖增高。

477. 简述胰岛β细胞的生理功能。

答：胰岛β细胞分泌胰岛素。胰岛素的生理作用与胰高血糖素相反，其作用是促进多数细胞对葡萄糖的摄取、分解和利用；促进葡萄糖的氧化和糖原合成，从而使血糖降低；胰岛素还可抑制糖原异生和糖原分解，有利于降低血糖。

478.请用我国常用的标准体重计算公式来评价消瘦。

答：我国常用的标准体重计算公式为Brca改良式：

男性：标准体重（kg）=身高（cm）-105。

女性：标准体重（kg）=身高（cm）-105-2.5。

评价标准：实际体重在标准体重±10%属正常范围。低于标准体重10%～20%为消瘦，低于标准体重20%以上为明显消瘦。

479.三头肌皮褶厚度的标准值是多少？有何临床意义？

答：三头肌皮褶厚度的标准值：男性为12.5 mm，女性为16.5 mm。被世界卫生组织（WHO）列为营养调查的必测项目。如在相当于标准值的80%～90%为轻度营养不良，60%～80%为中度营养不良，<60%为重度营养不良。

480.请简述消化性溃疡的发病因素。

答：1.胃酸和胃蛋白酶分泌增多。

2.幽门螺杆菌感染。

3.胃运动功能障碍。

4.十二指肠内容物反流。

5.精神、遗传因素。

6.其他因素：如吸烟、某些药物。

481.胃溃疡疼痛的特点是什么？

答：胃溃疡疼痛部位多位于剑突下正中或偏左，疼痛常在进餐后1/2～1 h 出现，持续1～2 h后逐渐缓解，下次进餐后疼痛复发。其典型节律为进食—疼痛—缓解。粗糙的、固体的、油炸的食物可引起疼痛，因而患者往往为减轻疼痛而不进食或少进食。

482.十二指肠溃疡疼痛的特点是什么？

答：十二指肠溃疡疼痛常发生在上腹偏右，并可向背部、肋缘和胸部放射；十二指肠溃疡患者疼痛往往发生于胃排空状态，如早餐后2～3 h开始出现上腹痛，可持续至午餐后才缓解，午餐后2～4 h疼痛复发，也可于睡前或半夜出现疼痛称为“午夜痛”，进食或服抗酸药疼痛即能缓解，其疼痛节律为疼痛—进食—缓解。

483.消化性溃疡有哪些并发症?

答：1.出血。

2.穿孔。

3.幽门梗阻。

4.癌变。

484.消化性溃疡并发穿孔有哪些症状?

答：溃疡并发穿孔可引起急性弥漫性腹膜炎，表现为突发上腹剧痛、大汗淋漓、烦躁不安、服制酸剂不能缓解。当炎症迅速波及全腹，临床即表现腹肌紧张呈板状腹、有压痛、反跳痛、肠鸣音减弱或消失，部分患者出现休克状态。

485.幽门梗阻患者有什么临床表现?

答：幽门梗阻患者临床表现为持续性腹痛、频繁呕吐，呕吐物呈酸腐味的宿食，呕吐后腹部症状减轻，严重及频繁呕吐常导致水、电解质紊乱，营养不良。

486.对腹泻患者应评估哪些内容?

答：1.起病缓急，大便次数、量、气味、颜色，有无里急后重、有无血液、黏液、脓液、柏油样便。

2.腹泻与饮食的关系：有无不洁饮食史、暴饮暴食、食物过敏。

3.用药史：是否服用影响排便的药物。

4.有无紧张、焦虑等心理因素的影响。

5.对严重腹泻、呕吐者要评估其有无水、电解质紊乱及酸碱平衡失调。

487.溃疡病患者长期吸烟的危害性是什么?

答：烟叶中尼古丁能损伤胃黏膜，长期吸烟能使壁细胞增生和胃酸分泌增多。尼古丁还可降低幽门括约肌张力，使胆汁容易反流入胃，抑制胰腺分泌 HCO_3^-，因而削弱十二指肠腔内对胃酸的中和能力。

488.饮食对胃癌发病有何影响?

答：1.长期吃霉变粮食、霉制食品、咸菜、烟熏、腌制肉肉（含亚硝酸盐较高）以及过多摄入食盐，可增加发生胃癌的危险性。因为这些食品含高浓度的硝酸盐，在胃内被细菌还原酶转变成亚硝酸盐，再与胺结合成致癌的亚硝胺，长期作用于胃黏膜导致癌变。

2.胃癌与饮食习惯如吃饭速度过快、饮食不规律、喜烫食、喜硬食、暴饮暴食有一定关系。

489.肝硬化常见的并发症有哪些?

答：1.上消化道出血。

2.感染：如肺炎、胆道感染、大肠埃希菌败血症、自发性腹膜炎等。

3.肝性脑病。

4.原发性肝癌。

5.功能性肾衰竭。

6.电解质和酸碱平衡紊乱：低钠血症、低钾低氯血症、代谢性碱中毒等。

7.肝肺综合征。

490.门静脉高压的临床表现有哪些?

答：门静脉高压的三大临床表现是脾肿大、侧支循环的建立和开放、腹水。临床上重要的侧支循环有：

1.食管下段和胃底静脉曲张。

2.腹壁静脉曲张。

3.痔核形成。

491.腹水形成的因素是什么?

答：1.门静脉压力增高：门静脉压力 > 0.3 kPa（300 cm H_2O）时，腹腔内脏血管静脉压增加，组织液的吸收减少而漏入腹腔。

2.低蛋白血症：肝功能减退使白蛋白合成减少及蛋白质摄入和吸收障碍，当血浆白蛋白 < 30 g/L时，血浆胶体渗透压降低，血管内液外渗。

3.肝淋巴液生成过多：肝静脉回流受阻，使肝淋巴液生成增多，超过胸导管引流的能力，渗出至腹腔。

4.抗利尿激素及继发性醛固酮增多引起水钠重吸收增加。

5.有效循环血容量不足致肾血流量减少，肾小球滤过率降低，排钠和排尿量减少。

492.简述肝硬化患者的饮食护理措施。

答：1.饮食以高热量、高蛋白质、低脂肪、低盐、多维生素而易消化软食，忌吃粗糙过硬食物。

2.伴有水肿和腹水的患者应限制水和盐摄入（每日3 ~ 5 g），进水量限制在每日1 000 ml左右；应用排钾利尿剂时应进食含钾多的食物。

3.肝功能不全昏迷期或血氨升高时，限制蛋白质在每日30 g左右。

4.禁烟、忌酒、咖啡等刺激性饮料及食物。

5.正确记录24 h出入液量。

493.简述肝硬化患者的一般护理常规。

答：1.多卧床休息，卧床时尽量取平卧位，大量腹水者可取半卧位，抬高下肢，阴囊水肿者可用托带托起阴囊。

2.大量腹水时，应避免使腹内压突然剧增的因素。例如，剧烈咳嗽、打喷嚏、用力排便等。

3.皮肤护理，每日用温水擦浴，保持皮肤清洁，衣着宜柔软宽大，床铺应平整，定期更换体位，防止发生压疮和感染。

4.控制钠和水的摄入量。

5.观察腹水和下肢水肿的情况，准确记录出入量，测量腹围、体重，监测血清电解质和酸碱度的变化，防止肝性脑病，功能性肾衰竭的发生。

6.腹腔穿刺放腹水的护理。

494.简述腹腔穿刺放腹水的护理要点。

答：放腹水术前向患者说明注意事项、操作目的，以取得合作，测量体重、腹围、生命体征，嘱排空膀胱以免误伤；术中及术后监测生命体征，观察有无不适反应；放液速度不宜过快，放液量不宜过多，一次放腹水不宜超过3 000 ml；术毕用无菌敷料覆盖穿刺部位，如有溢液可用明胶海绵处置，术后用腹带，以免腹内压骤然下降；记录抽出腹水的量、性质和颜色，标本及时送检。

495.肝硬化患者的身体评估应包括哪些内容?

答：1.意识状态：认知、表情、性格改变或行为异常。

2.营养状态：身高、体重、全身营养状况，是否消瘦及其程度。

3.皮肤和粘膜：有无黄染、出血点、蜘蛛痣、肝掌、腹壁静脉显露。

4.肝脾：大小、质地、表面情况、有无压痛。

5.腹水体征：有无移动性浊音、腹围。

6.尿量及颜色。

496.原发性肝癌的致病因素有哪些?

答：1.病毒性肝炎。

2.肝硬化。

3.长期酗酒。

4.食物中的致癌物质：亚硝酸盐、黄曲霉菌等。

5.其他因素：水源污染、遗传、有机氯类农药、微量元素等可能与致癌有关。

497.肝硬化引起的肝性脑病有哪些诱发因素?

答：1.高蛋白质饮食。

2.上消化道出血。

3.感染。

4.药物：安眠药、镇静药、麻醉药等。

5.大量利尿和腹腔放液。

6.便秘。

498.肝硬化并发上消化道出血患者为何易诱发肝性脑病?

答：上消化道大出血可导致循环血容量减少，肝细胞缺氧受损；出血使肠道有过多的产氮物质，每100 ml血液含20 g蛋白质，由细菌对氨基酸的脱氨作用形成过多的NH3使血氨增高，导致肝硬化患者诱发肝性脑病。

499. 肝性脑病患者除了控制饮食外，还要避免哪些诱发因素?

答：1.禁止给患者应用安眠药和镇静药物。

2.防止大量进液或输液：过多液体可引起低血钾、稀释性低血钠、脑水肿等，从而加重肝性脑病。

3.避免快速利尿和大量放腹水：防止水电解质紊乱和酸碱失衡。

4.防止感染：感染一方面可加重肝脏的吞噬、免疫和解毒的负荷，另一方面使组织分解代谢提高而增加机体产氨和耗氧量。

5.保持大便通畅：大便通畅有利于清除肠内含氮物质。

6.积极预防和控制上消化道出血，上消化道出血可使肠道产氨增多。

7.禁食或限食者应避免发生低血糖，低血糖时会使热量生成减少，氨毒性增加。

500.肝性脑病用药的注意事项有哪些?

答：1.服用新霉素不易超过1个月，用药期间应做好听力和肾功能的监测。

2.应用谷氨酸钾和谷氨酸钠时，因根据血清钾、钠浓度和水肿情况而定，败血症者不宜食用谷氨酸盐。

3.应用精氨酸时，滴速不宜过快，不宜与碱性溶液配伍使用。

4.乳果糖应用时应从小剂量开始。

5.大量输注葡萄糖的过程中，必须警惕低钾血症、心力衰竭和脑水肿。

501.急性胰腺炎患者腹痛有何特点?

答：腹痛为急性胰腺炎患者的主要症状，多在暴饮暴食、高脂餐及饮酒后突然发生。疼痛剧烈而持续，呈钝痛、钻痛、绞痛或刀割样痛，有时阵发性加剧。腹痛常位于中上腹，向腰背部呈带状放射，弯腰抱膝疼痛可减轻，一般胃肠解痉药无效。水肿型腹痛一般3～5 d后缓解。出血坏死型者病情发展迅速，腹部剧痛持续时间较长，当有腹膜炎时疼痛则为弥漫性，老年体弱者有时疼痛不显著。

502.如何抑制或减少急性胰腺炎患者的胰腺分泌?

答：1.禁食及胃肠减压：一般患者禁食1～3 d，肠麻痹、肠胀气明显或需手术者宜行胃肠减压。

2.抗胆碱能药：阿托品、山莨菪碱（654-2）等肌内注射，可抑制胃肠分泌，减轻胰腺刺激。但有肠麻痹、严重腹胀时不宜使用。

3.H_2受体拮抗剂：甲氰咪胍静脉滴注，可减少胃酸分泌，从而减少胰腺分泌。

4.生长抑素、胰升糖素和降钙素能抑制胰液分泌。生长抑素、奥曲肽静脉滴注。

5.抑肽酶静脉滴注抑制胰酶活性。

503.简述急性胰腺炎患者的饮食护理。

答：急性期应禁食，防止食物及酸性胃液进入十二指肠，刺激胰腺分泌消化酶，加重胰腺炎症。禁食时每天应补液2 000～3 000 ml，以补充血容量。胃肠减压时补液量应适当增加，注意补充电解质，维持水、电解质平衡。腹痛和呕吐症状基本消失后可给少量糖类流质，以后逐步恢复饮食，但忌油脂类。症状缓解后，选用少量优质蛋白质每日25 g左右，以有利于胰腺的修复。

504.能确认急性胰腺炎的实验室指标是什么?

答：血清淀粉酶＞500温氏单位（＞正常值3倍）。

尿淀粉酶＞256温氏单位。

505.如何为急性胰腺炎患者作健康指导?

答：帮助患者及家属了解本病主要诱发因素，教育患者应避免暴饮暴食及酗酒，平时食用低脂、无刺激的食物防止复发。有胆道疾病、十二指肠疾病者宜积极治疗。

506.何谓上消化道大量出血?

答：上消化道出血是指屈氏韧带以上的消化道，包括食管、胃、十二指肠、胰、胆道病变引起的出血，以及胃、空肠吻合术后的空肠病变的出血。上消化道大量出血一般指数小时内失血量超过1000 ml或占循环血容量20%，临床上表现为呕血、黑粪，常伴有血容量减少，导致急性周围循环衰竭，可危及生命。

507.上消化道出血患者的病情观察应包括哪些内容?

答：1.生命体征：观察T、P、R、BP，必要时进行心电监护。

2.精神和意识状态。

3.观察皮肤和甲床色泽，肢体温度或湿度，周围静脉特别是颈静脉充盈情况。

4.准确记录出入量，测每小时尿量，尿量＞30 ml/h。

5.观察呕吐物和粪便的性质、颜色及量。

6.定期复查红细胞计数、血细胞比容、血红蛋白、网织红细胞计数、血尿素氮、大便隐血。

7.监测血清电解质和血气分析的变化。

508.如何根据呕血与黑粪的性状判断上消化道出血的情况?

答：幽门以上出血常有呕血与黑粪，幽门以下出血常为黑粪，但出血量大时亦可有呕血。呕血呈鲜红色或血块提示出血量大且速度快，血液在胃内停留时间短，未经胃酸充分混合即呕出；如呕血呈咖啡色，则表明血液在胃内停留时间长，经胃酸作用形成正铁血红素所致。黑粪呈柏油样是由于血红蛋白中铁与肠内硫化物作用形成硫化铁所致，当出血量大，且速度快时，血液在肠内推进较快，粪便可呈暗红甚至鲜红色。

509.食管胃底静脉曲张破裂出血患者的止血措施有哪些?

答：1.药物止血：血管加压素静脉滴注、生长抑素静脉滴注等。

2.三腔或四腔气囊管压迫止血。

3.内镜直视下止血：可用药物喷洒、注射硬化剂、食管曲张静脉套扎术、组织黏合剂注射等。

4.手术治疗，外科手术或经颈静脉肝内门体静脉分流术。

510.试述上消化道大量出血的临床表现。

答：1.呕血与黑便。

2.失血性休克。

3.发热一般不超过38.5℃。

4.氮质血症。

5.急性失血性贫血。

511.何谓肠性氮质血症？试述其临床意义。

答：上消化道大量出血后，肠道中血液的蛋白质消化产物被吸收，引起血中尿素氮浓度增高，称为肠性氮质血症。血尿素氮一般在一次出血后数小时上升，24～48 h达高峰，不超过14.3 mmol/L（40 mg/dl），3～4 d恢复正常。如血尿素氮持续增高超过3～4 d的患者，若无明显脱水或肾功能不全的症状，则提示上消化道继续出血或再次出血，应与出血性休克引起的肾功能不全的症状相区别。

512.如何评估消化道出血量？

答：评估方法：

1.大便隐血试验阳性提示每日出血量>5 ml；出现黑便表明出血量在50 ml以上，胃内积血量达250 m1时可引起呕血；一次出血量不超过400 m1时，一般不引起全身症状，如超过400 ml可出现头昏、心悸、乏力等症状；出血量超过1000 ml，临床即可出现急性周围循环衰竭的表现，严重者可引起失血性休克。

2.可采用改变体位测量脉搏、血压并观察症状和体征来估计出血量。先测患者平卧时的脉搏与血压，然后测由平卧位改为半卧位时的脉搏与血压，如改为半卧位即出现脉搏增快>10次/min、血压下降2.0～2.7 kPa（15～20 mmHg），有头晕、出汗甚至晕厥，则表示出血量大，血容量已明显不足，如患者烦躁不安、面色苍白、皮肤湿冷、四肢冰凉，提示循环血液灌注不足。

513.哪些迹象提示上消化道大量出血患者有活动性出血或再次出血？

答：1.反复呕血，呕吐物由咖啡色转为鲜红色。

2.黑便次数增多且粪质稀薄，色泽转为暗红色，伴肠鸣音亢进。

3.虽然经补液输血，但周围循环衰竭的症状未改善，或好转后又恶化，血压波动，中心静脉压不稳定。

4.红细胞计数与血细胞比容、血红蛋白测定不断下降，网织红细胞计数持续增高。

5.在尿量正常的情况下，血尿素氮持续或再次增高。

6.原有脾肿大的门静脉高压患者在出血后脾应暂时缩小，如不见脾缩小提示可能出血不止。

514.三腔管气囊注气与压力应多少？

答：胃囊注气为150～200 ml，压力约6.7 kPa（50 mmHg）；食管囊注气约100 m1，压力约5.3 kPa（40 mmHg）。

515.上消化道出血患者的饮食指导应包括哪些内容？

答：食管胃底静脉曲张破裂出血及急性大出血伴恶心、呕吐者应禁食。出血量少、无呕吐者可进温凉、清淡流质，进食可减少胃收缩运动、中和胃酸、促进溃疡愈合。出血停止后渐改为营养丰富、易消化、无刺激性半流质、软食，少量多餐，以后逐渐改为正常饮食。避免粗糙、坚硬、刺激性食物，防止损伤曲张静脉引起再次出血。

516.上消化道内镜检查术有哪些禁忌证？

答：1.严重心、肺疾病者：如严重心律失常、心力衰竭、呼吸衰竭及支气管哮喘等。

2.各种原因所致休克、昏迷等危重状态。

3.急性食管、胃、十二指肠穿孔，腐蚀性食管炎的急性期。

4.神志不清、精神失常不能配合者。

5.严重咽喉部疾病、主动脉瘤及严重的颈胸段脊柱畸形等。

6.急性传染性肝炎或胃肠道传染病一般暂缓检查。

7.慢性乙、丙型肝炎或抗原携带者、艾滋病患者应有特殊的消毒措施。

517.简述纤维结肠镜检查的术后护理。

答：1.术后患者要注意休息，做好肛门清洁护理。

2.患者进少渣饮食3 d。如行息肉摘除、止血治疗者，应给予抗生素治疗、半流质饮食和适当休息3～4 d。

3.观察粪便颜色与次数，必要时连续3次行粪便隐血试验，以了解有无活动性出血。

4.密切观察生命体征，如发现有剧烈腹痛、腹胀、面色苍白、脉率及心率增快、血压下降等表现提示肠穿孔，应及时与医生联系。

泌尿系统疾病患者的护理（518～557题）

518.何谓原尿?

答：正常成人两侧肾脏血流量为1000～1 200 ml/min，当血液流经肾小球毛细血管时，除了血细胞、大分子蛋白质和蛋白质负离子相平衡的少量钙、镁阳离子外，几乎所有的血浆成分均可通过肾小球滤过膜，滤到肾小囊内即形成原尿。

519.简述肾小管功能。

答：1.重吸收功能：原尿中大部分物质被重吸收入血液循环，一些毒物、药物、代谢废物随尿排出。

2.分泌和排泄功能：以调节电解质和酸碱平衡。

3.浓缩和稀释功能：在水的调节和排泄代谢废物中起重要作用。

520.简述肾脏分泌的激素及其功能。

答：肾脏可分泌血管活性激素与非血管活性激素。血管活性激素参与肾的生理功能，与其他激素共同维持血压、水和电解质代谢平衡，包括肾素、血管紧张素、前列腺素、激肽类系统等；非血管活性激素主要作用于全身，调节新陈代谢，包括1-羟化酶和促红细胞生成素等。

521.肾性水肿有何特点?

答：一般肾性水肿多表现为晨起时水肿，以颜面及腰骶部明显，下午以两下肢明显，水肿部位有肿胀感，下肢乏力，也可表现为全身水肿甚至胸腔积液、腹水。肾病性水肿一般为凹陷性，但肾炎和急性肾衰竭水肿可为非凹陷性。

522.简述肾性水肿形成的机制。

答：由于肾小球滤过率下降，神经、内分泌因素参与导致水钠潴留；大量蛋白尿使血浆蛋白减少，血浆胶体渗透压下降引起组织间隙水肿。

523.何谓夜尿增多?

答：如夜尿量超过白天尿量，或夜间持续超过750ml为夜尿增多。

524.如何对尿液进行评估?

答：尿液应作以下常规评估：

1.颜色：重点注意有无血尿。

2.浊度：正常尿液排出时较清亮，放置后可混浊。轻度血尿、脂肪尿、脓尿也可引起尿混浊。

3.泡沫：正常无泡沫，如尿中蛋白增多可呈现泡沫，尿蛋白定性持续阳性，称为蛋白尿。

4.气味：尿液具有氨味，大肠杆菌感染时可有腐败味。

5.比重：正常尿比重波动在1.015～1.025。蛋白质、糖类、矿物质均可使比重增高，尿比重主要反映肾脏的浓缩功能。

6.酸碱度：正常新鲜尿液呈弱酸性，pH 6.5左右，代谢性酸中毒或呼吸性酸中毒时可持续酸性尿。

7.尿沉渣显微镜检查：正常尿离心后沉渣中红细胞<3个/高倍视野，白细胞<5个/高倍视野，偶可见透明管型。颗粒管型增多见于急性肾小球肾炎、肾盂肾炎。蜡样管型见于肾功能不全晚期或淀粉样变性。

525.血肌酐测定有何临床意义?

答：血肌酐升高表示肾实质受损，但只有当肾小球滤过率下降到正常的1/3时，血肌酐才明显升高，此时多数患者已进入肾功能不全期，因而不是检测肾小球功能受损的早期可靠指标，正常值70～130 mmol/L。

526.内生肌酐清除率测定有何临床意义?

答：内生肌酐清除率是指肾脏在单位时间内将若干毫升血浆中的内生肌酐全部清除的能力。它是目前测定较简便、灵敏度较高而可靠的反映肾小球滤过功能的一种方法，可早期诊断肾脏疾病，正常值80～120 ml/min ，<20 ml/min为肾实质重度损害。

527.慢性肾衰竭尿液检查有何异常?

答：尿渗透压低、夜尿增多、有时夜尿比白天还多、尿蛋白为+～+++，晚期尿蛋白反而减少。尿沉渣有红细胞、白细胞、颗粒管型、蜡样管型等。

528.肾脏疾病的病情观察有哪些?

答：1.监测尿量变化，记录24 h出入液量。

2.定期测量患者体重。

3.观察水肿的消长情况，观察有无胸腔积液、腹水和心包积液。

4.监测患者的生命体征，尤其是血压。

5.观察有无急性左心衰竭和高血压脑病的表现。

6.密切监测实验室检查结果包括尿常规、肾小球滤过率、血尿素氮、血肌酐、血浆蛋白、血清电解质等。

529.简述慢性肾衰竭患者的饮食护理原则。

答：一般当肾小球滤过率（GFR）< 50 ml/min时，应开始进行饮食疗法。

1.低蛋白饮食，每日摄入蛋白质量为0.6 g/kg，其中摄入优质蛋白质 > 60%。

2.低磷饮食，要求每日摄入磷 < 600 mg，需口服磷结合剂，阻止磷的吸收，常用碳酸钙1 ~ 2 g/次或醋酸钙1 ~ 2 g/次，每日3次。

3.给予低脂非饱和脂肪酸饮食，主要是植物油、鱼油、人造黄油。

530.简述肾性水肿患者的护理措施。

答：1.准确记录出入液量，限制水和盐的摄入量。

2.做好皮肤护理，预防皮肤损伤和感染。

3.用利尿药时，注意观察尿量的变化、药物的不良反应和水、电解质的情况。

531. 简述血尿患者的护理要点。

答：1.向患者交代留取尿标本的正确方法，容器要清洁、送检要及时。

2.如有血尿时应分清是初始血尿、全程血尿还是终末血尿，以协助诊断，同时观察血尿的量和颜色。

3.大量血尿时应卧床休息，注意观察血压和血红蛋白的变化，遇有异常应及时报告医生进行处理。

4.适当多饮水以冲洗尿路，防止血块堵塞和感染。

532.简述慢性肾衰竭患者少尿的健康指导。

答：让患者了解限水的重要性，告诉患者在透析期间须限制水分的摄入，控制体重，体重增加不超过2.5 kg，进食以干饭为主，不能喝汤，否则长期水负荷可导致严重的心血管并发症。如果患者水肿明显，在透析时可进行透析脱水，脱水量为患者体重增加量再加上0.5 kg，并经常测量体重，正确记录24 h出入量。

533.何谓肾病综合征?

答：肾病综合征是指各种肾脏疾病所致的大量蛋白尿（24 h尿蛋白定量超过3.5 g）、低白蛋白血症（血清白蛋白小于30 g/L）、高度水肿和高脂血症为临床表现的一组综合征。

534.为何肾病综合征会引起蛋白尿与低蛋白血症？

答：各种肾小球疾病均可导致肾小球滤过屏障的损伤，血浆中的蛋白质滤过增多，超过肾小管重吸收或肾小管根本不能重吸收的蛋白质出现在尿中，形成蛋白尿。由于大量白蛋白经尿中丢失及肾小管对重吸收的白蛋白分解可导致低蛋白血症。

535.为何肾病综合征会引起高度水肿及高脂血症？

答：由于肾病综合征患者血浆白蛋白的降低，使血浆胶体渗透压下降，血液中的液体进入组织间隙，肾素-血管紧张素-醛固酮系统兴奋，导致水钠潴留产生水肿。低血浆白蛋白刺激肝脏合成蛋白质增加，脂蛋白合成也增加且分解下降，使血脂增高，产生高脂血症。

536.肾病综合征有哪些常见并发症？

答：1.继发感染：常见的有呼吸道、尿道，皮肤感染及腹膜炎等。

2.高凝状态：常有自发性的血管内血栓形成，多见于肾静脉、下肢深静脉，或并发动脉栓塞症，如脑血管和冠状动脉栓塞，但较少见。

3.肾功能不全：有急性肾衰竭，多表现为少尿型急性肾衰竭；慢性肾衰竭是肾病综合征导致肾损伤的最终后果。

4.冠心病：与长期高脂血症等有关，常见心绞痛、心肌梗死等。

537.应用糖皮质激素顿服法的优点？

答：糖皮质激素顿服法是把1日的剂量放在早晨8时左右顿服，因为人体分泌的肾上腺皮质激素此时达到高峰，外源性的皮质激素不易对脑垂体-肾上腺轴产生抑制作用，不良反应较少。

538.急性肾炎患者的康复指导内容有哪些？

答：1.休息和活动：患者在患病期间应加强休息，痊愈后可适当参加体育活动，以增强体质，但应注意避免劳累。

2.预防上呼吸道和皮肤感染：注意保暖、加强个人卫生。

3.自我监测病情与随访的指导：急性肾炎完全康复需1～2年。临床症状消失后，蛋白尿、血尿等可能仍然存在，故应定时随访，监测病情。

539.引起肾盂肾炎的感染途径有哪些？

答：1.上行感染：机体抵抗力低下时，尿道黏膜损伤时其周围的细菌可上行引起感染。

2.血行感染：细菌从病灶处侵入血液引起。

3.淋巴道感染：盆腔器官的炎症、阑尾炎等细菌可通过淋巴管感染肾脏。

4.直接感染：外伤或邻近器官发生感染时，细菌偶可直接侵入肾脏而引起炎症。

540.肾盂肾炎的易患因素有哪些?

答：1.女性：由于女性尿道较男性尿道短而宽，尿道口易污染。女性在经期、妊娠期、绝经期内分激素改变以及性生活等均易致细菌感染。

2.尿路梗阻或泌尿系统畸形：导致尿流不畅，有利于细菌生长、繁殖。

3.全身抵抗力下降：多见于糖尿病、重症肝病、慢性肾病、肿瘤晚期等。

4.医源性感染：常见于泌尿道器械检查、导尿等操作，可损伤尿道黏膜，或将尿道口的细菌直接带入膀胱。

5.尿道口周围或盆腔有炎症等。

541.急性肾盂肾炎有哪些临床症状?

答：1.全身表现：急性肾盂肾炎起病多数急骤，常有寒战、畏寒、发热、体温可达39℃以上，全身酸痛、头痛、乏力、食欲减退，有时恶心、呕吐。如兼有上呼吸道感染，则症状颇似感冒。轻症者全身表现很少，甚至缺如。

2.泌尿系统表现：尿频、尿急、尿痛等尿路刺激症以及下腹部不适、膀胱区压痛、尿道口烧灼感，腰痛或肾区不适。体格检查上、中输尿管点、肋腰点有压痛，肾区有叩击痛，部分患者有轻度水肿。

3.尿液改变：有尿液混浊、肉眼血尿等。

542.如何做好肾盂肾炎患者的健康教育?

答：1.疾病知识指导：

(1)保持规律生活，避免劳累，坚持体育活动，增加机体免疫力。

(2)多饮水、勤排尿是预防尿路感染最简便而有效的措施，每日应摄入足够水分，保证每日尿量不少于1500 ml。

(3)注意个人卫生，尤其是会阴部及肛周皮肤的清洁，特别是月经期、妊娠期、产褥期。教会患者正确清洁外阴部的方法。

(4)与性生活有关的反复发作者，应注意性生活后立即排尿，并服抗菌药物预防。

2.嘱患者按时、按量、按疗程服药，勿随意停药，并按医嘱定期随访。教会患者识别尿路感染的临床表现，一旦发生尽快诊治。

543.急性肾衰竭的病因是什么?

答：1.肾前性：主要为有效循环血容量减少、肾脏灌注减少、肾缺血。如出血、胃肠道失液（呕吐、腹泻）、皮肤失水（烧伤、出汗）；体液丢失（多尿、利尿、糖尿病、渗透性利尿、失盐性肾病）导致的血容量不足；因严重心力衰竭或低心排出量综合征、肺动脉高压、全身血管扩张导致的心输出量减少。

2.肾实质性：如急性肾小管坏死、急性肾间质病变、肾小球疾患。

3.肾后性：多见于急性尿路梗阻，如结石、肿瘤、输尿管瘢痕收缩等。

544.急性肾衰竭患者如何防治高血钾?

答：1.尽量避免食用含钾较多的食物和药物（如钾盐：大量青霉素钾盐；中药如金钱草、夏枯草、丝瓜络、木通、牛膝等）。

2.需大量输血时应输新鲜血，禁用库血，保存1周的库血，血清钾可达16 mmol/L。

3.可口服钾离子交换树脂、甘露醇、大黄等，促使钾离子从肠道排出。

4.发生高血钾时应立即建立血管通路，静脉注射10%葡萄糖酸钙、5%碳酸氢钠、50%葡萄糖+胰岛素，血液透析或腹膜透析治疗。

545.如何控制急性肾衰竭患者的入液量?

答：每日入液量=前1日出液量+基础补液量（不显性失液量−内生水）。在实际应用时，一般以500 ml为基础补液量，加前1日的出液量。

546.简述体温、气温及湿度对人体失水的影响。

答：一般认为体温每升高1℃，每小时失水0.1 ml/kg体重，室温超过30℃，每升高1℃则不显性失水量增加13%；相对湿度从0%增至50%，不显性失水量减少50%。

547.如何做好急性肾衰竭患者不同病程期的病情观察?

答：少尿期：应严密观察病情变化，监测水、电解质平衡，按病情做好各种护理记录。观察患者有无嗜睡、肌张力低下、心律不齐、恶心、呕吐等高钾血症表现，有异常立即通知医师。

多尿期：注意观察血钾、血钠的变化及血压的变化。

恢复期：观察用药不良反应，定期复查肾功能。

548.急性肾衰竭各期的对症护理有哪些?

答：1.少尿期：应严格限制液体进入量，以防水中毒，按医嘱准确输入液体，同时要加强饮食护理，既要限制入量又要适当补充营养，原则上应是低钾、低钠、高热量、高维生素及适量的蛋白质。

2.多尿期：供给足够热量和维生素，蛋白质可逐日加量，以保证组织的需要，给予含钾多的食物。

3.恢复期：给予高热量、高蛋白质饮食，鼓励逐渐恢复活动，防止出现肌肉无力现象。

549.慢性肾衰竭患者有哪些胃肠道症状?

答：慢性肾衰竭患者胃肠道症状初期以厌食、腹部不适为主，以后出现恶心、呕吐、腹泻、舌炎、口腔有尿素臭味和口腔黏膜出血，甚至有消化道大出血，这些症状由尿毒症毒素潴留、氨的刺激及水、电解质、酸碱平衡失调引起。

550.慢性肾衰竭患者有哪些心血管系统表现?

答：1.80%以上的患者有高血压。

2.尿毒症性心包炎：可以是干性，或心包积液，严重者心包填塞。

3.尿毒症性心肌病：表现为心肌肥厚、心脏扩大等。

4.可以发生各种心律失常。

5.冠心病，表现为心绞痛，心肌梗塞。

6.心力衰竭。

7.其他：心脏瓣膜病变、心脏异常钙化等。

551.慢性肾衰竭患者有哪些血液系统表现?

答：其表现为贫血，多为正常细胞正色素性贫血，贫血程度与肾功能损害严重程度密切相关。原因为肾脏产生促红细胞生成素减少，毒素抑制红细胞生成素的活性、抑制红细胞的成熟并且导致红细胞损伤，使红细胞寿命缩短。消化系统病变引起营养吸收不良，造血原料不足，凝血因子减少，有出血倾向，皮肤、黏膜、消化道出血，月经过多等。

552.如何做好腹膜透析患者的饮食护理?

答：由于腹膜透析时丢失大量蛋白质及营养成分，必须通过饮食补充。要求蛋白质摄入量为每日1.2～1.5 g/kg，其中50%以上为优质蛋白质，热量为125.55 kJ/kg，脂肪占供热的30%～40%，其余由糖类供给。钠的摄入为每日1～2.5 g，并补充锌、铁、多种维生素等，水的摄入应根据每日的出超量而定，如果出超量在1500 ml以上，无高血压、水肿，可正常饮水；如出超量减少，要限制摄水。

553.引起腹膜透析患者腹痛原因有哪些？

答：1.透析液酸碱度、温度不当。

2.透析管位置不当。

3.高渗透析液。

4.灌入或排出透析液过快、压力过大。

5.腹膜炎。

554.简述腹膜透析患者腹痛的护理要点。

答：找出引起腹痛原因，采取相应的护理措施，如腹膜透析液加温要适当，变换患者体位，降低腹膜透析液渗透压，减慢透析液进出速度，治疗腹膜炎等。

555.腹膜透析并发腹膜炎的症状是什么？如何处理？

答：1.腹膜炎症状：腹膜炎是腹膜透析的主要并发症，大部分由细菌感染所致。临床表现为腹痛、寒战、发热、腹部不适、有压痛、反跳痛，透出液浑浊、白细胞增多、细菌培养阳性等。

2.处理：

⑴用透析液1000 ml连续冲洗3～5次。

⑵暂时改作间歇性腹膜透析。

⑶腹膜透析液内加抗生素。

⑷全身应用抗生素。

⑸若抗感染2～4周后仍不能控制，或为真菌感染者宜拔除腹膜透析管。

556.如何实施尿毒症患者的对症护理？

答：1.呕吐、腹泻频繁的患者应注意水、电解质紊乱，出现有关症状时应及时通知医生。

2.因脑部异常表现或低钙而出现抽搐、谵妄时应保护患者以免自我伤害，并立即通知医生。

3.呼吸有氨味者，易并发口腔炎，应加强口腔护理。

557.肾穿刺活组织检查的术后护理有哪些？

答：1.穿刺点沙袋压迫，腹带包扎。

2.卧床休息24 h，前6 h必须仰卧于硬板床，不可翻身。

3.密切观察有无腹痛、腰痛，监测生命体征及尿色。

4.嘱患者多饮水，以免血块阻塞尿路。

5.给予5%碳酸氢钠静脉滴注，碱化尿液。

血液系统疾病患者的护理（558～594题）

558.何谓髓外造血?

答：造血系统由骨髓、肝、脾、淋巴结等造血器官构成。在胚胎期24周前，肝、脾为主要造血器官。其后骨髓为主要造血器官，肝、脾造血功能于出生后基本停止，在造血功能应激情况下，这些器官能够重新恢复造血功能，称为髓外造血。

559.骨髓内的造血干细胞有什么作用?

答：造血干细胞是生成各种血细胞的起始细胞，具有不断自我更新、多向分化及增殖能力，又称全能干细胞。

560.网织红细胞计数测定有什么临床意义?

答：网织红细胞计数正常值成人为0.5%～1.5%，它能反映骨髓造血情况，超过正常值提示骨髓红细胞增生旺盛，见于溶血性贫血、急性失血性贫血；低于正常值则提示骨髓红细胞增生不良，见于再生障碍性贫血。

561.血红蛋白测定有什么临床意义?

答：血红蛋白正常值：男性：Hb120～160 g/L，女性：Hb110～150 g/L。依据血红蛋白减低程度可将贫血分为四级：轻度贫血Hb > 90 g/L、中度贫血Hb60～90 g/L、重度贫血Hb30～60 g/L、极重度贫血Hb < 30 g/L。

562.临床止血、凝血功能检查有哪些?

答：1.束臂试验（毛细血管脆性试验，CRT）：新出血点 > 10个为阳性，提示毛细血管脆性增加，见于血小板减少、过敏性紫癜等。

2.出血时间测定（BT）：正常值Duke法1～3 min，如出血时间 > 4 min为延长，见于血小板减少性紫癜。

3.凝血时间测定（CT）：正常值试管法4～12 min，如凝血时间 > 12 min为延长，见于血友病、抗凝药物治疗等。

4.血小板计数：正常值（100～300）$\times 10^9$/L，如 $< 100 \times 10^9$/L 为减少，见于

再生障碍性贫血、急性白血病。

563.贫血的护理常规是什么?

答：1.严重时要卧床休息，限制活动，避免突然改变体位后发生晕厥，注意安全。

2.贫血伴心悸、气促时应给予吸氧。

3.给予高热量、高蛋白质、高维生素类食物，如瘦肉、猪肝、豆类、新鲜蔬菜等，注意色、香、味烹调，促进食欲。

4.观察贫血症状：如面色、睑结膜、口唇、甲床苍白程度，注意有无头昏、耳鸣、困倦等中枢缺氧症状，注意有无心悸、气促、心前区疼痛等贫血性心脏病的症状。

5.输血时认真做好查对工作，严密观察输血反应，给重度贫血者输血时速度宜缓慢，以免诱发心力衰竭。

6.预防感染，如白细胞减少者应注意预防感染。

564.血液病患者出血情况的观察要点有哪些?

答：1.观察出血的部位，包括皮肤、口腔黏膜与牙龈、鼻腔、内脏及关节等；出血严重程度的变化：皮疹的形态及其分布范围，有无内脏出血及出血的部位和出血量的多少，有无新发出血，出血有无消退或减轻等。

2.有无诱发或加重出血的各种危险因素存在，如高热、情绪激动、失眠、便秘等。

3.患者的自觉症状，特别是重症出血的先兆，如剧烈头痛、腹痛等。

4.实验室检查结果，血小板计数的变化。

565.如何预防血液系统疾病患者感染?

答：1.保持病室环境清洁，空气新鲜，定期空气消毒，限制探视，防止交叉感染。

2.严格执行消毒隔离制度和无菌技术操作，防止各种医源性感染，白细胞过低时进行保护性隔离。

3.保持患者机体清洁，防止体内细菌传播，做好口腔护理、会阴肛门护理，预防各种感染。

4.观察患者有无发热、感染伴随症状及体征。注意保暖，高热时给予物理或药物降温，鼓励多饮水，预防感染性休克。

5.按医嘱给予抗感染治疗，合理配制抗生素，观察药物效果及不良反应。

6.做好预防感染的卫生宣教工作。

566.如何做好血液病患者口腔、牙龈出血的护理?

答：应保持口腔卫生，鼓励患者进餐前后用漱口液漱口，如氯己定（洗必泰）、苏打液、生理盐水等。牙龈渗血时可用肾上腺素棉球或明胶海绵片贴敷牙龈，也可局部涂抹凝血酶粉剂、三七粉、云南白药。口腔内存有陈旧血块时，易引起口臭，影响患者食欲和心情，可用棉签蘸水擦洗或漱口去除，1%过氧化氢液体可去除血块，禁用牙签，可用棉签或软毛牙刷擦洗牙齿。用液体石蜡油涂抹口唇，防止口唇干裂。

567.根据细胞形态学贫血可分哪几类?举例说明。

答：贫血根据细胞形态学可分为：

1.大细胞性贫血，如巨幼细胞性贫血。

2.正常细胞性贫血，如再生障碍性贫血。

3.小细胞低色素性贫血，如缺铁性贫血、β球蛋白生成障碍（地中海）贫血。

568.按病因和发病机制贫血可分哪几类?

答：1.红细胞生成减少性贫血：

⑴造血干细胞异常：如再生障碍性贫血。

⑵造血调节异常：如白血病。

⑶造血原料不足或利用障碍，如巨幼细胞性贫血。

2.红细胞破坏过多性贫血，如遗传性球形红细胞增多症。

3.失血性贫血，常见于各种原因引起的急性和慢性失血。

569.贫血对呼吸、循环系统有什么影响?

答：轻度贫血对心肺功能影响不大，中度贫血时患者体力活动后有心悸、气短，严重贫血时患者在休息状态或轻度活动后均可发生呼吸困难，当血红蛋白浓度<30 g/L，持续3个月严重贫血时可发生贫血性心脏病，心脏扩大，重者可发生心力衰竭。心肌受损时心电图出现ST段压低、T波平坦或倒置，贫血纠正后可恢复正常。

570.缺铁性贫血发生的原因是什么?

答：1.需铁量增加但摄入不足：如婴幼儿、青少年生长快，妇女妊娠、哺乳期需铁量增多，如果饮食结构不合理而导致铁摄入不足可发生贫血。

2.铁的吸收不良：胃酸缺乏、小肠黏膜病变、胃肠道黏膜吸收功能紊乱均可影响铁的吸收，见于胃大部切除术后、慢性萎缩性胃炎、服用制酸剂等。

3.损失铁过多：慢性失血如消化性溃疡、月经过多、钩虫病、痔出血等可引起。

571.对缺铁性贫血的患者如何进行饮食护理?

答：护士应向患者或家属说明进食高蛋白质、高维生素、高铁饮食的重要性，提供丰富的食品种类：

1.纠正不良饮食习惯，保持均衡饮食，不偏食。

2.增加含铁丰富的食物摄入，多吃如：肝类、瘦肉、血、豆类、紫菜、海带、木耳等。

3.促进食物铁吸收，补充铁的同时要补充蛋白质，蛋白质缺乏会影响铁的吸收；多吃富含维生素C的食物；避免富含铁的食物与牛奶、浓茶、咖啡同服。

572.服用铁剂要注意什么?

答：1.口服铁剂易引起胃肠道反应，如：恶心、呕吐、胃部不适，应从小剂量开始，餐中或餐后服用，可减少不良反应。也可选择胃肠反应较轻的药物如：琥珀酸亚铁、维铁控释片。

2.铁剂应避免与牛奶、茶、咖啡、抗酸剂同服，可服用维生素C，以帮助铁剂的吸收。

3.服用液体铁剂时必须用吸管，以免染黑牙齿。

4.服铁剂期间大便可变黑，此为铁与肠内硫化氢作用而生成黑色的硫化铁所致，不用紧张。

5.强调按剂量、按疗程服用，定期复查，铁剂治疗血红蛋白恢复正常后，还需服用铁剂1个月，6个月时再服铁剂1个月，以补充体内储备铁。

573.注射铁剂要注意什么?

答：注射铁剂应采用臀部深部肌内注射，经常更换注射部位以减轻疼痛，避免硬结，促进吸收，防止局部皮肤发黑；由于肌内注射铁剂可发生过敏反应，表现为面色潮红、头晕、肌肉关节痛、荨麻疹，严重时有过敏性休克，因此首次用药须用0.5 ml的试验剂量注射，同时要备好肾上腺素，并观察局部与全身反应。

574.继发性再生障碍性贫血的病因是什么?

答：1.药物及化学物质：如氯霉素、含苯的化学物品（油漆、染料、化肥等）可影响DNA合成，损害骨髓微环境。

2.物理因素：电离辐射可阻止DNA的复制。

3.病毒感染：如EB病毒、流感病毒、肝炎病毒等能损害骨髓造血，抑制造血细胞的分化与增殖。

4.遗传因素。

5.其他：如慢性肾衰竭、胸腺瘤等可演变成再生障碍性贫血。

575.再生障碍性贫血用丙酸睾丸酮治疗时要做好哪些护理?

答：1.介绍药物知识及不良反应，鼓励坚持治疗，并告知患者病情缓解后逐渐减药，不良反应会消失。

2.因为丙酸睾丸酮为油剂，不易吸收，故需深部肌内注射，注意注射部位要经常轮换。经常检查局部有无硬结，如有硬结可给予热敷、理疗，以促进吸收、预防感染，经常用温水洗脸，保持皮肤清洁，预防压疮感染。

3.监测药物疗效，定期观察肝功能、血象、骨髓象、血红蛋白、白细胞总数、血小板、网织红细胞有无上升趋势。

576.如何做好再生障碍性贫血患者的健康指导?

答：1.疾病知识教育。

2.自我病情监测：主要是贫血、出血、感染的症状、体征和药物不良反应的自我监测。

3.生活指导：

(1)休息与活动：根据病情的变化做好休息与活动的自我调节。

(2)饮食指导：加强营养、增进食欲、减少消化道黏膜的刺激以及避免病从口入。

4.避免感染和加重出血。

5.心理调适指导。

6.用药与随访指导：按时、按量、按疗程用药，不可自行更改或停用相关药物。

7.预防疾病的发生或复发：尽可能避免或减少与再生障碍性贫血发病有关的药物和理化物质的接触。

577.何谓溶血性贫血？有何特点?

答：溶血性贫血是指红细胞寿命缩短、破坏加速而骨髓造血代偿功能不足时所引起的一组贫血。其特点为贫血、黄疸、脾大、网织红细胞增高、骨髓幼红细胞增生。

578.红细胞在什么部位遭到破坏而发生血管外溶血?

答：红细胞在单核-巨噬细胞系统内，主要是脾脏内被破坏而发生的溶血，多见遗传性球形红细胞增多症，温抗体自身免疫性溶血性贫血等。

579.输血引起的溶血属于哪种类型的溶血?

答：属于血管内溶血，红细胞在血循环中被破坏，血红蛋白直接进入血浆。

580.急性溶血患者有什么症状?

答：起病急，突然寒颤、高热、头痛、乏力、腰背四肢酸痛、恶心、呕吐、酱油样尿（血红蛋白尿）和黄疸。严重者可发生周围循环衰竭、急性肾衰竭。

581.葡萄糖-6-磷酸脱氢酶（G-6PD）缺乏者要注意什么?

答：G-6PD缺乏者不能吃蚕豆及蚕豆制品，也不能服用氧化性药物，如奎宁、伯氨奎宁、阿的平、磺胺类药、氯霉素、维生素K等。对这些患者要做好解释、指导和预防工作。

582.对出血性疾病患者如何采取止血措施?

答：1.补充凝血因子或血小板：如纤维蛋白原、新鲜血浆。

2.止血药物：

⑴促进血管收缩、增加毛细血管致密度或改善血管通透性的药物：如维生素C、卡巴克络（安络血）、垂体后叶素。

⑵维生素K：促进依赖维生素K的凝血因子的合成。

⑶其他：抑制纤溶亢进的药物，如氨甲苯酸。

3.局部处理：肌肉、关节明显出血可用弹性绷带压迫止血，必要时行关节固定以限制活动。

4.其他治疗：血浆置换、脾切除、关节成形与置换术。

583.过敏性紫癜患者的发病与哪些因素有关?

答：1.感染：如细菌（溶血性链球菌、金葡菌）、病毒（风疹、水痘、麻疹、流感）、寄生虫等。

2.食物：异体蛋白过敏，如鱼、肉、虾、蛋、乳类等。

3.药物：如抗生素、磺胺类、水杨酸类、保泰松等。

4.其他：如花粉、昆虫叮咬、疫苗接种等。

584.过敏性紫癜临床分型有几种?

答：可分为5种：

1.单纯型（紫癜型）：主要表现为皮肤瘀点、紫癜，多局限于四肢。

2.腹型：除皮肤瘀点与紫癜外，最常见的临床表现是腹痛，多见于脐周、下腹和全腹。

3.关节型：除紫癜外，关节部位血管受累常可出现关节肿胀、疼痛、压痛和功能障碍，多见于膝关节、踝关节、肘关节及腕关节。

4.肾型：是病情最为严重的一种临床类型，为肾小球毛细血管襻受累所致，多在紫癜后1周左右出现血尿，或伴蛋白尿、管型尿。

5.混合型：具备两种以上类型的特点，称为混合型。

585.弥散性血管内凝血（DIC）有什么特点?

答：其特点为微血管中发生广泛微血栓，从而消耗了大量凝血因子及血小板，导致继发性的纤维蛋白溶解，出现明显的凝血障碍，表现为一组出血综合征。急性DIC病情变化迅速，若不及时治疗，可危及生命。

586.哪些实验室检测可帮助诊断DIC?

答：1.血小板计数 $< 100 \times 10^9/L$，或进行性下降。

2.血浆纤维蛋白原减少，持续下降或低于1.5 g/L。

3.凝血酶原时间呈动态变化，缩短或延长3 s以上，或APTT延长或缩短10 s以上。

4.纤维蛋白降解产物（FDP）增多 > 20 mg/L；血浆鱼精蛋白副凝试验（3P试验）阳性。

5.血片中找到破碎红细胞 $> 2\%$。

587.简述弥散性血管内凝血（DIC）的病情观察要点。

答：1.观察出血症状：可有广泛自发性出血，皮肤黏膜瘀斑，伤口、注射部位渗血，内脏出血如呕血、便血、泌尿道出血、颅内出血、意识障碍等症状。应观察出血部位、出血量。

2.观察有无微循环障碍症状：皮肤黏膜发绀缺氧、尿少尿闭、血压下降、呼吸循环衰竭等症状。

3.观察有无高凝和栓塞症状：如静脉采血血液迅速凝固时应警惕高凝状态，内脏栓塞可引起相关症状，如肾栓塞引起腰痛、血尿、少尿；肺栓塞引起呼吸困难、发绀；脑栓塞引起头痛、昏迷等。

4.观察有无黄疸溶血症状。

5.观察实验室检查结果：如血小板计数、凝血酶原时间、血浆纤维蛋白含量、鱼精蛋白副凝试验（3P试验）等。

6.观察原发性疾病的病情。

588.DIC常规护理包括哪些内容?

答：1.患者意识障碍时要注意安全保护措施。

2.保持呼吸道通畅，氧气吸入，改善缺氧症状。

3.定时测量体温、脉搏、呼吸、血压，观察尿量、尿色变化。

4.建立静脉通道，按医嘱给药，维持水、电解质、酸碱平衡，维持血压。

5.做好各项基础护理，预防并发症。

6.严密观察病情变化，若有重要脏器功能衰竭时应作相关护理并详细记录。

589.急性白血病患者有哪些临床症状?

答：1.发热：患者有不同程度的发热、盗汗、乏力，持续高热甚至超高热，可伴畏寒、寒战及出汗等。

2.出血：因血小板低，大部分患者有不同程度的出血，皮肤瘀点瘀斑、鼻出血、牙龈出血、阴道出血、眼底出血、颅内出血，并发DIC。

3.贫血进行性加重。

4.器官和组织浸润症状：骨痛、四肢关节痛、肝脾肿大、淋巴结肿大，中枢神经系统浸润时可表现为头痛、呕吐、昏迷等症状，其他可有结节性红斑等。

590.急性白血病患者的外周血象有什么变化?

答：多数患者白细胞计数增多，高者可达100×10^9/L，部分可正常或减少，分类中可见各型白血病原始细胞及幼稚细胞，贫血轻重程度不一，一般为正常细胞正常色素性贫血，血小板可减少，出血时间延长。

591.白血病患者在化疗期间会有什么不良反应?

答：1.局部反应：化疗药物对组织刺激较大，可发生静脉炎、静脉闭塞，药物外溢可造成局部组织的坏死。

2.骨髓抑制：化疗药物可损害正常细胞。

3.消化道反应：恶心、呕吐、纳差等。

4.其他：环磷酰胺可引起脱发、出血性膀胱炎如血尿，柔红霉素、三尖杉酯碱类可引起心肌损害及心脏传导损害，长春新碱可引起末梢神经炎、手足麻木，甲氨蝶呤引起口腔黏膜溃疡等。

592.预防化疗后消化道反应的护理要点有哪些?

答：消化道反应的预防与护理：

1.良好的休息与进餐环境：为患者提供一个安静、舒适、通风良好的休息与进餐环境，避免不良刺激。

2.选择合适的进餐时间，选择胃肠道症状最轻的时间进食，避免在治疗前后2 h内进食；当出现恶心、呕吐时应暂缓或停止进食，及时清除呕吐物，保持口腔清洁，必要时遵医嘱在治疗前1～2 h给予止吐药物。

3.饮食指导：给予高热量、富含蛋白质与维生素、适量纤维素、清淡、易消化食物，以半流质为主，少量多餐。避免进食高糖、高脂、产气过多和辛辣的食物，并尽可能地满足患者的饮食习惯或对食物的要求，避免饭后立即平卧。

4.其他：如减慢化疗药物的滴速，若胃肠道症状较严重应尽早遵医嘱给予静脉补充营养。

593.简述急性白血病继发感染的常见部位及表现。

答：1.感染可以发生于机体的任何部位，但以口腔黏膜、牙龈、咽峡最为常见，其次是呼吸道及肛周皮肤等。

2.局部可以表现为炎症、溃疡、坏死或脓肿形成，严重者可致败血症或脓毒血症。

594.如何预防和控制急性白血病患者的感染?

答：1.保持病室环境清洁，定期作空气消毒，大病房患者可戴口罩作自我保护，避免呼吸道感染。

2.患者白细胞低下时可采取保护性隔离措施，有条件者入无菌洁净层流室，防止交叉感染。

3.做好口腔护理，危重者每日2次作口腔护理，督促患者养成进餐前后、晨起睡前漱口的习惯，口腔黏膜有溃疡时可用锡类散涂敷，真菌感染时可涂制霉菌素甘油，每日3次。

4.保持全身皮肤清洁，特别要注意会阴、肛门的清洁，防止肛周脓肿。

5.高热患者应按高热护理常规，但要避免乙醇擦浴，避免应用能引起白细胞减少的退热药物。

6.严格执行无菌操作，防止院内感染。

7.遵医嘱合理应用抗生素。

内分泌代谢性疾病患者的护理（595～625题）

595.人体的内分泌腺体主要包括哪些？

答：下丘脑、垂体、甲状腺、甲状旁腺、胰岛、肾上腺和性腺。

596.甲状腺合成与分泌哪些激素？有什么作用？

答：甲状腺合成与分泌甲状腺素（T_4）和三碘甲状腺原氨酸（T_3），主要能促进物质与能量代谢及生长发育的过程，甲状腺滤泡旁细胞（C细胞）分泌降钙素，抑制骨钙的再吸收，降低血钙。

597.肾上腺皮质分泌什么激素？有什么作用？

答：1.糖皮质激素（主要为皮质醇）：皮质醇参与物质代谢、水盐代谢和应激反应，具有抑制免疫、抗炎、抗病毒、抗过敏、抗休克的作用。

2.盐皮质激素（主要是醛固酮）：醛固酮是调节体内水、盐代谢的重要激素，它能促进肾远曲小管和集合管重吸收水、钠，排出钾离子。

3.性激素（小量雄激素，微量雌激素）：能促进蛋白质合成，促进骨骺愈合。

598.肾上腺髓质分泌什么激素？有什么作用？

答：肾上腺髓质分泌肾上腺素和去甲肾上腺素，肾上腺素作用于α和β肾上腺素能受体，兴奋心肌、提高血压、抗支气管痉挛、参与体内物质代谢。去甲肾上腺素作用于α肾上腺素能受体，收缩血管、升高血压、它们共同参与机体应激反应。

599.甲亢单纯性突眼患者有哪些症状？

答：1.眼球突出，可不对称，突眼度一般 < 18 mm。

2.上睑挛缩，双眼下视时上睑不能随眼球下垂。

3.瞬目减少。

4.双眼视近物时眼球辐辏运动减弱。

5.上视时无额纹出现。

600.简述甲亢浸润性突眼的临床特征。

答：1.眼球突出，可不对称，突眼度 > 18 mm以上。

2.常有异物感，畏光、流泪、视力减退。

3.眼肌麻痹，有复视、斜视、眼球活动减小甚至固定。

4 严重突眼者眼睑闭合困难，球结膜水肿、充血，继发性感染引起角膜溃疡，可致失明。

601.诱发甲亢危象的因素是什么?

答：1.应激状态：如感染、手术、放射性碘治疗等。

2.严重躯体疾病：如心力衰竭、低血糖症、败血症、急腹症或严重创伤等。

3.口服过量甲状腺素（TH）制剂。

4.严重精神创伤。

5.手术中过度挤压甲状腺。

602.甲状腺危象有哪些临床表现?

答：临床表现早期为原有甲亢症状加重并出现高热，可达39℃以上，心率加快达140 ~ 240次/min，伴发心力衰竭或肺水肿，患者焦虑、烦躁、大汗淋漓、呕吐、腹泻，可因大量脱水引起虚脱、休克、谵妄甚至昏迷。

603.简述甲状腺危象时的护理措施。

答：1.避免诱因。

2.病情监测，观察神志、体温、呼吸、脉搏、血压变化，若原有甲亢症状加重，有甲状腺危象发生，立即报告医师并协助处理。

3.紧急处理：

(1)绝对卧床休息，呼吸困难时取半卧位，立即给氧，迅速建立静脉通路。

(2)及时准确按医嘱使用丙硫氧密啶（PTU）、复方碘溶液、氢化可的松等药物，准备好抢救药品，如镇静剂、血管活性药物、强心剂等。

(3)密切观察病情变化，准确记录24 h出入量。

4.对症护理：体温过高者给予冰敷或乙醇擦浴以降低体温；躁动不安者使用床栏保护患者安全；昏迷者加强皮肤、口腔护理、定时翻身，防止压疮、肺炎的发生。

604.简述甲亢浸润性突眼的护理。

答：1.指导患者保护眼睛：戴深色眼镜、减少光线和尘埃的刺激，睡前涂眼膏，眼睑不能闭合者覆盖纱布或用眼罩，预防损伤、感染，眼睛不要向上凝视，以免加重眼球突出、诱发斜视。

2.减轻眼部症状：用0.5%甲基纤维素或0.5%氢化可的松溶液滴眼，高枕卧位，限制钠盐摄入，可减轻球后水肿，每日做眼球运动，锻炼眼肌，改善眼肌功能。

3.定期眼科检查，防止角膜溃疡、失明。

605.对甲状腺功能亢进患者应做哪些健康指导?

答：1.疾病知识指导：了解甲状腺危象的诱因，告知甲状腺危象的临床表现。

2.用药指导：在医生的指导下遵医嘱按剂量、按疗程服药，不可随意减量或停药，服药期间定期查血象及测定甲状腺功能，并观察脉搏、体温变化。

606.何谓糖尿病?

答：糖尿病是一种常见的内分泌-代谢疾病，因胰岛素绝对不足或相对不足以及靶细胞对胰岛素敏感性降低，引起糖、蛋白质、脂肪和继发性水、电解质代谢紊乱。高血糖是其重要临床特征，表现为多尿、多饮、多食、消瘦，久病可致多脏器、多系统损害，重症或应激时可发生酮症酸中毒及其他急性代谢紊乱。

607.简述糖尿病主要分类及特点。

答：糖尿病可分为两大类：

1.胰岛素依赖型糖尿病（又称为1型糖尿病）：多发于青少年，起病急，多尿、多饮、多食、体重减轻；有发生酮症酸中毒倾向，对胰岛素有依赖。

2.非胰岛素依赖型糖尿病（又称为2型糖尿病）：多见于40岁以上中、老年，起病缓慢，临床症状较轻，在非应激情况下不发生酮症。治疗上可不依赖胰岛素。在饮食控制和口服降糖药效果不佳时，或有并发症和伴有其他疾病时需要应用胰岛素治疗。

608.糖尿病有哪些慢性并发症?

答：1.心、血管病变：大、中动脉硬化，如冠心病、缺血性或出血性脑血管病，肾动脉、肢体动脉硬化，下肢疼痛、感觉异常，严重供血不足可引起肢端坏疽。

2.糖尿病性肾病：蛋白尿、水肿、高血压，甚至肾功能衰竭。

3.眼部病变：视网膜病变、出血、水肿、微血栓、渗出、视网膜剥离而失明，白内障、青光眼等。

4.神经病变：多发性周围神经病变，肢端感觉异常，肌力减退，排汗异常，腹泻、便秘，尿失禁、尿潴留等。

5.感染：皮肤化脓性感染疖、痈，可引起败血症；皮肤真菌感染；泌尿系统感染可反复发作；肺结核等。

6.糖尿病足。

609.血糖测定有什么临床意义？

答：空腹血糖正常值为3.9～6.0 mmol/L（70～108 mg/dl），空腹血糖≥7.0 mmol/L（≥126 mg/dl）和（或）餐后2h血糖≥11.1 mmol/L（≥200 mg/dl）为诊断糖尿病的主要依据。同时也是判断糖尿病病情和疗效的主要指标。

610.胰岛素应用的适应证有哪些？

答：胰岛素应用的适应证有：

1.1型糖尿病。

2.经饮食控制和口服降糖药物治疗未获得良好控制的2型糖尿病。

3.糖尿病酮症酸中毒和高渗性昏迷。

4.合并重症感染、急性疾病或消耗性疾病的糖尿病。

5.外科围手术期及妊娠、分娩时。

611.如何估计糖尿病患者合适的活动强度？

答：合适的活动强度为活动时患者的心率应达到个体60%的最大耗氧量。个体60%最大耗氧量时的心率 = 0.5 ×（个体最大心率 － 基础心率）+ 基础心率，其中个体最大心率可用（170 － 年龄）粗略估计，基础心率可用早晨起床前测得的脉搏来估计，活动时间为20～30 min。可根据患者具体情况逐渐延长，每日1次。用胰岛素或口服降糖药物者最好每天定时活动，肥胖患者可适当增加活动次数。若有心、脑血管疾患或严重微血管病变者，应按具体情况选择运动方式。

612.口服降糖药物的护理有哪些？

答：1.应教育患者按时、按量服药，不随便更改。

2.观察药物不良反应，磺脲类药物主要是低血糖反应，对肝肾功能不全及老年人要特别警惕，偶尔有过敏反应，如白细胞减少、贫血、皮肤瘙痒和皮疹。服用双胍类药物要注意有无胃肠道反应，如食欲减退、恶心、呕吐、口干苦、金属味、腹泻等。双胍类药物能促进无氧糖酵解，产生乳酸，在肝肾功能不全、休克、心力衰竭时可诱发乳酸性酸中毒。

3.观察患者血糖、尿糖、体重等变化，评估药物疗效和应用剂量。

613.糖尿病患者体育锻炼不当有什么不良反应？

答：糖尿病患者体育锻炼不当不良反应有：

1.低血糖：与活动强度、时间、活动前进餐时间、食品种类、血糖水平及用药有关。

2.高血糖和酮症：如血糖水平较高的胰岛素治疗患者，在开始活动时因交感神经过度兴奋，释放儿茶酚胺增加，血糖浓度急剧上升，当胰岛素不足时可引起酮症甚至酸中毒。

3.心血管意外：活动加重了心脑负担，血管收缩，可诱发心绞痛、心肌梗死、心律失常等。

4.运动系统损伤：如骨、关节、肌肉、皮肤等损伤。

614.Ⅰ型糖尿病活动时应注意什么？

答：1.应把握好胰岛素剂量、饮食、活动三者之间的关系。

2.一般可在活动前少量补充额外食物或减少胰岛素用量，餐前腹壁下注射胰岛素可减慢活动时胰岛素的吸收。

3.活动量要控制，不宜过大，时间以15~30 min为宜。

4.活动前后要检查足部，注意环境安全，避免损伤。

5.活动时随身携带甜点及写有姓名、家庭地址和病情的个人信息卡，以供急需。

615.应用胰岛素有哪些不良反应？

答：1.低血糖反应：表现为头昏、心悸、多汗、饥饿、甚至昏迷。

2.胰岛素过敏：表现为局部瘙痒、荨麻疹、全身皮疹少见、罕见血清病、过敏性休克。

3.注射部位皮下脂肪萎缩或增生，可致胰岛素吸收不良，但较少见。

616.简述胰岛素治疗的注意事项。

答：1.准确用药：准确执行医嘱，做到制剂、种类正确，按时注射。短效胰岛素于饭前半小时皮下注射。

2.吸药顺序：长、短效或中、短效胰岛素混合使用时，应先抽短效胰岛素再抽长效胰岛素，然后混匀。

3.胰岛素的保存：未开封的胰岛素放于冰箱4～8℃冷藏保存，使用中的胰岛素在常温下（不超过28℃）可使用28 d，避免过冷、过热、太阳直晒。

4.注射部位的选择与更换：胰岛素采用皮下注射法，选择皮肤疏松部位，如上臂三角肌、臀大肌、大腿前侧、腹部等，注射部位要经常更换，如在同一区域注射，必须与上一次注射部位相距2 cm以上，选择无硬结的部位。

5.注射胰岛素时应严格无菌操作，防止发生感染。

6.注意监测血糖，波动过大或持续高血糖，应及时通知医生。

617.糖尿病患者并发酮症酸中毒时有哪些临床表现?

答：1.酮症酸中毒患者逐渐出现疲乏无力、极度口渴、厌食、恶心、呕吐等。

2.呼吸加速，呼气时有酮味（烂苹果样气味）。

3.随着失水加重患者可出现脱水，尿量减少、皮肤干燥无弹性、眼球下陷等。

4.严重时可出现休克，表现为心率加快、脉细速、血压下降、四肢厥冷等，患者呈嗜睡而渐入昏迷。

5.实验室检查：血糖明显升高、血二氧化碳结合力明显降低、血酮增高、尿糖强阳性、尿酮阳性、血白细胞增高等。

618.酮症酸中毒的急救护理措施有哪些?

答：1.正确、及时按医嘱执行治疗，确保液体量和胰岛素的输入。

2.患者绝对卧床休息，注意保暖，预防压疮和继发性感染，如有昏迷则按昏迷常规护理。

3.严密观察与记录患者生命体征、神志、瞳孔变化、24 h出入量。

4.治疗过程中按医嘱留取标本，检测尿酮、尿糖、血糖、血酮及电解质、二氧化碳结合力等。

619.低血糖反应的临床表现有哪些?

答：低血糖发生时患者常有饥饿感、面色苍白、乏力、出汗、恶心、心悸，重者可发生昏迷。睡眠中发生低血糖时，患者可突然觉醒，皮肤潮湿、出汗、饥饿感。

620.如何做好低血糖反应的紧急处理?

答：1.进食含糖食物：如糖果、方糖、糖水、饼干、蜂蜜、果汁类等，一般15 min内可缓解。

2.补充葡萄糖：静脉注射50%葡萄糖溶液40～60 ml是最有效的方法。

3.胰高血糖素1 mg肌内注射，可用于一时难以建立静脉通道的患者或院外急救或患者自救。

621.如何指导糖尿病患者预防低血糖发生？

答：1.告知患者发生低血糖的常见诱因：主要是胰岛素应用不当，如胰岛素剂量过大、注射方法不当；磺脲类口服降糖药剂量过大；饮食不当如：进食量不足、糖类太少、延迟进餐、运动量增加未相应增加食物量、空腹饮酒等。

2.教育患者要按时按量用药，生活要有规律，定时定量进餐，保持恒定运动，把握好胰岛素剂量、饮食、活动三者之间的关系，经常监测血糖，尤其要预防夜间低血糖的发生。

3.教会患者认识低血糖的症状，掌握自救方法。

622.如何对糖尿病患者做健康指导？

答：1.增加对疾病的认识：让患者和家属了解糖尿病的病因、临床表现、诊断与治疗方法，以乐观积极的态度配合治疗。

2.掌握自我监测的方法：

(1)指导患者学习和掌握监测血糖、血压、体重指数的方法，如微量血糖仪的使用、血压的测量方法、体重指数的计算等。

(2)了解糖尿病的控制目标。

3.提高自我护理能力：

(1)向患者讲解口服降糖药及胰岛素的名称、剂量、给药时间和方法。

(2)指导患者饮食治疗与运动疗法，具体的实施及调整的原则和方法，生活规律，戒烟酒，注意个人卫生。

(3)心理调适，指导患者正确处理疾病所致的生活压力。

(4)患者及家属应熟悉糖尿病常见并发症的主要临床表现、观察方法及处理措施。

(5)指导患者掌握糖尿病足的预防和护理知识。

4.指导患者定期复诊。

5.防止意外发生：指导患者外出时随身携带识别卡，以便发生紧急情况时及时处理。

623.为什么普通正规胰岛素皮下注射的时间规定在餐前1/2 h?

答：普通正规胰岛素皮下注射后开始作用时间为1/2 ~ 1 h，最强作用时间为2 ~ 4 h，持续作用时间为6 ~ 8 h。故应于餐前1/2 h注射。

624.某一糖尿病患者，女性，60岁，身高160 cm，从事轻体力劳动，请问：每日饮食所需要的热量是多少?

答：按每日每kg标准体重125.52 kJ（30kcal）计算：（160−105）×30=1 650 kcal即6 903.6 kJ。

625.糖尿病足的护理要点有哪些?

答：关键是预防皮肤损伤和感染：每日进行足部皮肤的清洗、按摩，修剪趾甲呈弧形，与脚趾等缘。鞋袜平整、宽松，动态观察足部皮肤颜色、温度和湿度的变化，检查有无水肿、皮损、脚病，以及足背血管搏动、足部皮肤感觉等情况，若有表皮破溃时要及时处理。

风湿性疾病患者的护理（626 ~ 630题）

626.风湿性疼痛特点及护理措施有哪些?

答：1.疼痛特点：风湿以近端指间、掌指、腕关节等小关节多见，呈对称性、持续性疼痛，活动后疼痛减轻；骨关节炎多于活动后疼痛加剧；强直性脊柱炎多为不对称性、持续性疼痛；风湿热关节痛多为游走性；痛风多累及单侧第一趾关节，疼痛剧烈。疼痛的关节均可有肿胀和压痛。

2.护理要点：帮助患者采取舒适的体位，尽可能地保持关节的功能位置，避免疼痛部位受压，为患者创造适宜的环境，采取各种有效的止痛措施。

627.应用糖皮质激素有哪些不良反应?

答：不良反应有：满月脸、水牛背、水钠潴留、血压增高、血糖升高、尿钾排出增多，肌无力，胃酸分泌增多，可致消化性溃疡，也可引起精神兴奋，烦躁、失眠，免疫功能减低，易感染，长期服用还可以引起骨质疏松。

628.系统性红斑狼疮（SLE）患者有哪些临床特征?

答：1.患者皮肤对日光过敏。

2.面颊有蝶形红斑或面部、四肢、躯干部位皮肤出现盘状红斑。

3.患者有关节疼痛，关节炎，但无畸形。

4.口腔溃疡。

5.浆膜炎（胸膜炎或心包炎）表现：胸痛、胸膜摩擦音或心包摩擦音、心电图异常。

6.神经系统损伤表现：头痛、癫痫发作、精神障碍等。

7.肾炎：出现蛋白尿、血尿、管型尿。

629.SLE 患者应避免哪些诱发因素?

答：1.光过敏者应避免晒太阳，外出用伞，穿长袖衣裤，戴墨镜，遮挡日光。

2.避免皮肤接触刺激性物质，如化妆品、染发剂、烫发剂、定型水等。

3.避免服用苯妥英钠、异烟肼等可诱发疾病的药物。

4.育龄妇女避孕。

5.避免预防接种。

630.如何护理关节晨僵的患者?

答：鼓励患者起床时进行温水浴或热水浸泡僵硬的关节，活动关节，鼓励患者参与日常生活活动，避免长时间不活动，晚上睡眠时建议戴弹力手套保暖，以减轻手的僵直状态，按医嘱服用的消炎药尽可能在早晨服用。

传染病患者的护理（631～646题）

631.病原体进入人体后有哪5种表现形式?

答：1.病原体被清除。

2.隐形感染。

3.显性感染。

4.病原携带状态。

5.潜伏性感染。

632.决定传染病流行过程的基本条件是什么?

答：传染源、传播途径和易感人群。

633.传染病分几类?

答：1.甲类：为强制管理传染病，共2种，包括鼠疫、霍乱。

2.乙类：为严格管理传染病，共25种，包括非典型性肺炎、艾滋病、病毒性肝炎、人禽流感、麻疹、流行性乙型脑炎、肺结核、伤寒和副伤寒等。

3.丙类：为监测管理传染病，共10种，包括流行性感冒、流行性腮腺炎、感染性腹泻病（霍乱、细菌性和阿米巴性痢疾、伤寒、副伤寒除外）等。

634.传染病隔离分几类?

答：目前我国医院多数实行以类目为特点的隔离系统。分为严密隔离、呼吸道隔离、消化道隔离、接触隔离、血液或体液隔离、昆虫隔离。

635.传染病的预防工作包括哪几个环节?

答：1.管理传染源：

(1)对患者的管理。

(2)对接触者的管理。

(3)对病原携带者的管理。

(4)对动物传染源的管理。

2.切断传播途径：消毒是切断传播途径的重要措施。

3.保护易感人群：

(1)增强非特异性免疫力：加强体育锻炼、调节饮食、养成良好的卫生和生活习惯、改善居住条件、协调人际关系、保持心情愉快。

(2)增强特异性免疫力：①人工自动免疫。②人工被动免疫。③药物预防，如口服磺胺药预防流行性脑脊髓膜炎。

636.乙型肝炎的传播途径有哪些?

答：1.血液传播：如输血、血液制品、集体预防注射、药物注射、针刺伤等。

2.母婴传播：包括胎盘、分娩、哺乳、喂养等。

3.生活密切接触、性接触传染，因为乙型肝炎病毒（HBV）可通过唾液、精液、阴道分泌物排出，传染给密切接触的对方。

4.其他：医源性传播，如牙科器械、血液透析、医疗物品污染等。

637.肝功能严重受损时引起出血的主要原因有哪些?

答：1.肝脏合成凝血因子减少，某些凝血因子如Ⅰ、Ⅱ、Ⅴ、Ⅶ、Ⅸ、Ⅹ因子在肝内合成，肝功能衰竭时，导致上述凝血因子缺乏。

2.重型肝炎出现应激性溃疡。

3.肝硬化伴脾功能亢进、血小板减少。

4.弥散性血管内凝血（DIC）导致凝血因子减少和血小板消耗。

638.对乙型肝炎易感人群应采取怎样的预防措施?

答：1.主动免疫：肌内注射失活的乙肝疫苗，每次肌内注射10～20μg，首次接种后1个月和6个月分别再接种1次，一般可保持3～5年。

2.被动免疫：肌内注射高效乙肝免疫球蛋白，免疫力可维持3 周。

639.传染性非典型性肺炎的隔离措施有哪些?

答：发现疫情就地呼吸道隔离，并立即上报卫生防疫部门。立即采取消毒、隔离措施，防止疫情蔓延。收治传染性非典型患者的医院要设立隔离病区，住院患者均需严格隔离，不得离开病区。严格探视制度，不设陪护，不得探视；工作人员进入隔离室必须做好个人防护，必须戴12层棉纱口罩或N95口罩，戴好帽子、防护眼罩及手套、鞋套等，穿好隔离衣，以保证无体表暴露于空气中。

640.传染性非典型肺炎的传染途径有哪些?

答：1.飞沫传播：近距离飞沫传播是本病最主要的传播途径。如患者咳嗽、大声讲话、打喷嚏形成气溶胶颗粒。

2.接触传播：通过密切接触患者的呼吸道、消化道分泌物等传播，包括实验室感染，即研究者处理或接触患者标本或病毒株时，如防护不足亦可造成感染。有证据显示：急性期患者可通过粪便排出病毒，污染住宅的排污系统，在出现污水和废弃反流时，可造成局部环境污染，引起本病传播。

641.痢疾患者腹泻的护理措施有哪些?

答：1.严格执行消化道隔离。

2.密切观察排便次数、量、性状及伴随症状，严密监测生命体征、脱水征、出入量，及时发现循环衰竭和呼吸衰竭的症状和体征。

3.卧床休息，严重腹泻伴呕吐者可暂禁食，能进食者，以易消化、清淡流质或半流饮食为原则，避免生冷、多渣、油腻或刺激性食物。

4.保持水、电解质平衡，轻者可口服补液，严重者静脉补液。

5.注意肛周皮肤护理。

6.注意观察抗菌药物的疗效和不良反应。

7.采集含有脓血、黏液部分的新鲜粪便作为标本，及时送检，以提高阳性率。

642.影响狂犬病发病的因素有哪些?

答：1.咬伤部位为头、面、颈、手指等末梢神经分布较丰富的部位。

2.咬伤程度严重。

3.伤口未及时清创。

4.咬伤后未及时全程注射狂犬疫苗。

5.被咬者免疫功能低下。

643.试述狂犬病的伤口处理原则。

答：1.伤口一般先用20%肥皂水或0.1%苯扎溴铵溶液反复冲洗（肥皂水与苯扎溴铵溶液不可合用）至少30 min，并挤出污血，冲洗后用70%乙醇或碘剂消毒，必要时可用浓硝酸烧灼伤口。

2.伤口宜敞开，不宜缝合包扎，必要时进行扩创。

3.伤口周围用精制抗狂犬病免疫血清浸润注射。

644.对禽流感密切接触者的处理原则有哪些?

答：1.医学观察期限暂定为7日，观察期间不限制医学观察对象的活动，但观察对象活动范围需在动物禽流感疫区范围内。

2.告知禽流感的临床特点、传播途径及相关防治知识。

3.观察期间，由当地卫生行政部门指定的医疗卫生人员每日对密切接触者测试一次体温，了解其身体健康状况。

4.对出现异常临床表现（体温≥38℃伴咳嗽或咽痛等症状）的，应进行流行病学调查，并进行诊断和治疗。

5.当出现禽流感疫情在人与人之间传播时，对密切接触者应进行隔离，并进行医学观察。

645.请分别说明流行性乙型脑炎和流行性脑脊髓膜炎的病原体和传染途径。

答：流行性乙型脑炎的病原体为乙脑病毒，经蚊虫叮咬传播。

流行性脑脊髓膜炎的病原体为脑膜炎双球菌，经呼吸道传播。

646.艾滋病的传播途径有哪些?

答：1.性接触传播，最常见的是同性恋。

2.经注射、输血和应用血制品传播。

3.母婴传播：感染本病的孕妇可在怀孕期间、产程中及产后传染给婴儿。

4.其他途径：用病毒携带者的器官移植或人工授精可传染。

神经系统疾病患者的护理（647～656题）

647.意识障碍可分几种？ 有什么临床表现？

答：1.嗜睡：为意识障碍的早期症状，患者嗜睡，能唤醒、能交谈、配合检查，刺激停止后又入睡。

2.昏睡：患者处于熟睡状态，较大刺激方可唤醒，答话模糊不清、不完善，刺激停止后立即又入睡。

3.浅昏迷：意识丧失，对强刺激可有痛苦表情及躲避反应，无语言应答，有无意识自发动作，对光反射、角膜反射、咳嗽反射、吞咽反射、腱反射存在，生命体征无明显改变。

4.深昏迷：自发性动作完全消失，对任何刺激无反应。对光反射、角膜反射、咳嗽反射、吞咽反射、腱反射均消失，巴彬斯基征阳性，生命体征常不稳定。

648.何谓去皮质综合征？

答：患者对外界刺激无反应，无自发性的言语及有目的动作，有无意识地睁眼、闭眼或吞咽动作，瞳孔光反射和角膜反射存在。见于缺氧性脑病，大脑皮质损害较广泛的脑卒中和脑外伤，去皮质强直时呈上肢屈曲、下肢伸直姿势，去大脑强直则四肢均伸直。

649.何谓无动性缄默症？

答：又称睁眼昏迷，为脑干上部和丘脑的网状激活系统损害所致。而大脑半球及其传导通路无损害。患者可以注视检查者和周围的人，貌似觉醒，但缄默不语，不能活动。四肢肌张力低，腱反射消失，肌肉松弛，大小便失禁，无病理征。对任何刺激无意识反应，睡眠觉醒周期存在。

650.何谓脑死亡？

答：脑死亡是指全脑（包括大脑、小脑和脑干）功能的不可逆丧失。表现为意识丧失、呼吸停止、脑干和脑神经反射全部消失，但脊髓反射可以存在。

651.简述腰椎穿刺术后护理。

答：1.指导患者去枕平卧4～6 h，告知卧床期间不可抬高头部，可适当转动身体。

2.观察患者有无头痛、腰背痛、脑疝及感染等穿刺后并发症。穿刺后头痛最常见，多发生在穿刺后1～7 d，可能为脑脊液量放出较多或持续脑脊液外漏所致颅内压降低。应指导多饮水，延长卧床休息时间至24 h，遵医嘱静脉滴注生理盐水等。

3.保持穿刺部位的纱布干燥，观察有无渗液、渗血，24 h内不宜淋浴。

652.如何对蛛网膜下腔出血患者进行活动指导？

答：患者应绝对卧床休息4～6周，告诉患者及家属绝对卧床休息的重要性，为患者提供安静、安全、舒适的修养环境，控制探视，避免不良的声、光刺激，治疗护理活动也应集中进行，避免频繁接触和打扰患者休息。如经治疗护理1个月左右，患者症状好转、经头部电子计算机体层摄影（CT）检查证实血液基本吸收或经数字式减法血管造影术（DSA）检查没有发现颅内血管病变者，可遵医嘱逐渐抬高床头、床上坐位、下床站立和适当活动。

653.神经系统疾病的常见症状有哪些？

答：头痛、意识障碍、语言障碍、感觉障碍、运动障碍等。

654.脑出血的病因有哪些？

答：1.高血压和动脉粥样硬化。

2.颅内动脉瘤，主要是先天性动脉瘤，其次是动脉硬化性动脉瘤和外伤性动脉瘤。

3.脑内动静脉畸形。

4.其他病因：脑动脉炎、脑肿瘤细胞侵入血管或肿瘤细胞新生的血管破裂出血、血友病、抗凝治疗等并发出血。

655.急性脑血栓患者早期溶栓的最佳时间？

答：急性脑血栓形成早期溶栓的时间应在发病后6 h以内。

656.何谓脑血栓形成？何谓脑栓塞？

答：脑血栓形成是指颅内外供应脑部的动脉血管壁发生病理改变，使血管腔变狭窄，最终完全闭塞，引起某一血管供血范围的脑梗死性坏死。

脑栓塞是指异常物体（固体、液体、气体）沿血液循环进入脑动脉或供应脑的颈部动脉，造成血流阻塞而引起相应供血的脑组织缺血、坏死及脑功能障碍。

外科护理学

水、电解质、酸碱失衡患者的护理（657～688题）

657.简述体液的组成成分和分布。

答：体液由细胞内液和细胞外液组成，约占体重的60%。细胞内液大部分分布于骨骼肌内，约占体重的40%；细胞外液主要由血浆和组织间液组成，约占体重的20%，其中血浆约5%，组织间液约15%；以及存在于体内各腔隙中的一小部分细胞外液，包括脑脊液、关节液、胸腹腔液、滑膜液、前房水等，仅占体重的1%～2%，属非功能性细胞外液。

658.体液主要成分是什么？

答：体液的主要成分是水和电解质。细胞内液中的主要阳离子为K^+和Mg^{2+}，主要阴离子为HPO_4^{2-}和蛋白质。细胞外液中的主要阳离子为Na^+，主要阴离子为Cl^-、HCO_3^-和蛋白质。细胞内、外液的渗透压相似，正常为290～310 mmol/L。

659.正常人体各体液间隙中电解质组成各有何特点？

答：1.细胞内液骨干离子是K^+、HPO_4^{2-}、蛋白质等，细胞外液骨干离子是Na^+、Cl^-、HCO_3^-。

2.细胞内液电解质总量大于细胞间液及血浆。

3.血浆与组织间液电解质组成浓度基本一致，血浆内蛋白质远远高于组织间液，这对维持血容量与两者水分交流有重要作用。

660.简述体液平衡主要调节方式。

答：体液平衡的调节主要通过神经–内分泌系统和肾进行。当体内水分缺乏或丧失时，细胞外液渗透压增高，刺激下丘脑–神经垂体–血管升压素系统，产生口渴感而增加主动饮水，同时增加血管升压素（ADH）的分泌；ADH作用于远曲肾小管和集合管上皮细胞，加强对水分的重吸收、减少尿量的生成，使水分保留于体内而达到降低细胞外液渗透压的效果。体内水分多时，细胞外液渗透压降低，ADH的分泌减少，尿量排出增加以维持渗透压。此外，肾素和醛固酮也参与体液平衡的调解。

661.水、钠代谢紊乱分几类？有何特点？

答：1.等渗性缺水：水和钠成比例丧失，血清钠和细胞外液渗透压维持在正常范围内，因细胞外液量迅速减少，故又称急性缺水或混合缺水。

2.低渗性缺水：水和钠同时丢失，但失水少于失钠，血清钠 < 135 mmol/L，细胞外液呈低渗状态，又称慢性或继发性缺水。

3.高渗性缺水：水和钠同时缺失，但失水多于失钠，血清钠 > 150 mmol/L，细胞外液呈高渗状态，又称原发性缺水。

4.水中毒：总入水量超出排出量，水潴留体内致血浆渗透压下降和循环血量增多，又称水潴留性低钠血症或稀释性低钠血症。

662.简述等渗性缺水的临床表现。

答：患者出现恶心、呕吐、厌食、口唇干燥、眼窝凹陷、皮肤弹性降低和少尿等症状，但不口渴。当短期内体液丧失达体重的5%时，可表现为心率加快、脉搏减弱、血压不稳定或降低、肢端湿冷和组织灌注不良等血容量不足的症状；当体液丧失达体重的6%～7%时，休克表现明显，常伴代谢性酸中毒；若因大量胃液丧失所致的等渗性缺水，可并发代谢性碱中毒。

663.外科患者最常见是何种缺水类型？原因有哪些？

答：外科患者最常见是等渗性缺水，常见的原因有：

1.消化液迅速大量丢失，如大量呕吐和肠瘘等。

2.体液丧失于第三腔隙，如急性肠梗阻、急性腹膜炎、大面积烧伤、腹腔内或腹膜后感染等。

664.何谓低血钾症？其产生的原因是什么？

答：血清钾的浓度 < 3.5 mmol/L时称为低血钾症，其产生的原因：

1.摄入不足，如禁食、少食或静脉补钾不足等。

2.排泄增加，如频繁呕吐、腹泻、长期使用利尿剂等。

3.K^+向细胞内转移，如合成代谢增加或代谢性碱中毒等。

665.试述低血钾的临床表现。

答：1.肌无力：为最早的临床表现，一般先出现四肢软弱无力，进一步发展可致躯干、呼吸肌无力，出现吞咽困难、呛咳等症状，最严重时可因呼吸肌完全麻痹而致呼吸骤停。

2.胃肠道功能障碍：胃肠道蠕动缓慢，有恶心、呕吐、腹胀或肠麻痹等症状。

3.心脏功能异常：主要为传导阻滞和节律异常。

4.代谢性碱中毒：表现为头昏、躁动、昏迷、面部及四肢肌抽动、口周及手足麻木、有时可伴有软瘫。

666.简述补钾原则。

答：1.尽量口服补钾：如氯化钾、枸橼酸钾等，对不能口服者可静脉滴注。

2.禁止静脉推注：常用针剂为10%氯化钾溶液，应稀释后经静脉滴注，禁止直接静脉推注，以免血钾突然升高，导致心跳骤停。

3.见尿补钾：一般尿量超过40 ml/h或500 ml/d方可补钾。

4.限制补钾总量：依血清钾水平，每日补钾60～80 mmol/L（以每克氯化钾相等于13.4 mmol钾计算，每日需补充氯化钾3～6 g）。

5.控制补液中钾浓度：补液中钾浓度不宜超过40 mmol/L（氯化钾3 g/L）。

6.滴速勿快：补钾速度不宜超过20～40 mmol/h。

667.何谓高血钾？高血钾的心电图特征是什么？

答：血清钾浓度＞5.5 mmol/L称为高血钾。

高血钾的心电图变化：早期T波高尖，Q–T间期延长，随后出现QRS波增宽和P–R间期延长。

668.哪些原因会导致高钾血症？

答：1.肾功能减退，如急性肾功能衰竭、间质性肾炎或应用抑制排钾的利尿剂，如螺内脂（安体舒通）、氨苯蝶啶等。

2.分解代谢增强，如严重挤压伤、大面积烧伤所致的大量细胞内K^+转移至细胞外、输入大量库血及代谢性酸中毒、洋地黄中毒等。

3.静脉补钾过量、过速，此类高血钾虽罕见，但往往在人体尚未发挥代偿机制时已产生严重后果，应高度警惕。

4.慢性肾上腺皮质功能减退，因肾上腺皮质激素分泌减少，肾远曲小管排钾功能降低，导致钾潴留。

669.高血钾对患者心脏有哪些影响？

答：高血钾可使心肌应激力下降，心跳慢，传导抑制，心脏停搏于舒张期。

670.试述高钾血症的处理原则。

答：1.立即停止输注或口服含钾药物，避免进食含钾高的食物。

2.对抗心律失常：因Ca^{2+}有对抗K^+的作用，能缓解K^+对心肌的毒性作用，故可用10%葡萄糖酸钙溶液加入等量25%葡萄糖溶液静脉推注，但其作用持续时间不足1 h，必要时可重复推注。

3.降低血清钾浓度：

(1)使K^+转移入细胞内，如输注5%碳酸氢钠溶液促进Na^+－K^+交换；25%葡萄糖溶液100～200 ml（以每5g糖加入正规胰岛素1 U），促使K^+转入细胞内以暂时降低血清钾浓度。

(2)促使K^+排泄，如呋塞米（速尿）40 mg静脉推注、阳离子交换树脂口服或保留灌肠等。

(3)腹膜透析或血液透析。

671.何谓低钙血症?

答：低钙血症是指血清钙浓度＜2.0 mmol/L。

672.试述低钙血症的临床表现。

答：低血钙时因神经和肌细胞的兴奋性增高，患者可表现为易激动、口周和指（趾）尖麻木及针刺感、手足抽搐甚至惊厥、肌肉疼痛、腱反射亢进，以及Chvostek征和Trousseau征阳性。

673.试述低钙血症的处理原则。

答：以处理原发疾病和补钙为原则。如用10%葡萄糖酸钙溶液10～20 ml每分钟1～2 ml缓慢静脉推注，以缓解症状，必要时8～12 h后重复使用。纠正同时存在的碱中毒，有利于提高血清中离子化钙的含量。需长期治疗者可口服钙剂和维生素D_3，以逐渐减少钙剂的静脉用量。

674.何谓高钙血症?

答：高钙血症是指血清钙浓度＞2.75 mmol/L。主要见于甲状旁腺功能亢进，其次是骨转移性癌、服用过量维生素D、肾上腺功能不全、肢端肥大症、多发性骨髓瘤等。

675.高钙血症有哪些临床表现?

答：高钙血症临床主要表现为便秘和多尿。初期出现疲倦、乏力、食欲减退、恶心、呕吐、体重下降等，随血钙浓度升高可出现头痛、背部和四肢疼痛、口渴、多尿等，甚至出现室性早搏和自发性室性节律。血清钙高达4～5 mmol/L时可危及生命。

676.哪些因素会导致代谢性酸中毒?

答：代谢性酸中毒是指体内酸性物质积聚过多或产生过多，或HCO_3^-丢失过多，是临床最常见的一种酸碱平衡失调。主要原因有：

1.代谢性产酸过多：严重损伤、腹膜炎、高热或休克、分解代谢增加及无氧酵解过程中产生的酸性物质，如乳酸、酮酸等。

2.碱性物质丢失过多：腹泻、胆瘘、肠瘘或胰瘘等致大量碱性消化液丧失或肾小管上皮不能重吸收HCO_3^-等。

3. H^+重排出减少：肾功能不全或醛固酮缺乏或应用肾毒性药物可影响内源性的H^+排出和$NaHCO_3$的再吸收受阻，而引起血中H^+堆积，$NaHCO_3$的减少。

4.酸性物质摄入过多：过多进食酸性食物或输入酸性药物。

677.代谢性酸中毒的最具特征的症状是什么?

答：代谢性酸中毒的最具特征的症状是呼吸深而快、呼吸频率可高达40~50次/min、呼气中带有酮味（烂苹果味）。

678.哪些因素会导致代谢性碱中毒?

答：代谢性碱中毒是由体内H^+丢失或HCO_3^-增多所致。主要原因有：

1.H^+、Cl^-丢失过多：严重呕吐、长期胃肠减压可使大量HCl丢失。

2.碱性物质摄入过多：长期服用碱性药物或大量输注库血，后者所含抗凝剂入血后可转化为HCO_3^-。

3.严重低血钾：钾缺乏时，细胞内钾向细胞外转移，K^+– Na^+交换增加。

4.利尿剂的作用：呋塞米等可抑制近曲肾小管对Na^+和Cl^-的重吸收，以至低氯性碱中毒的发生。

679.代谢性碱中毒最具特征的改变是什么?

答：代谢性碱中毒最突出并具特征的改变是呼吸变浅、变慢，以减少CO_2的呼出，属代偿性碱中毒。

680.何谓呼吸性酸中毒?

答：呼吸性酸中毒是指肺泡通气及换气功能减弱，不能充分排出体内生成的CO_2，致血液中的$PaCO_2$增高而引起的高碳酸血症。

681.呼吸性酸中毒的病因有哪些?

答：1.呼吸道梗阻，如呼吸道异物、颈部血肿压迫气管等。

2.肺部本身疾病，如手术后并发肺不张、肺炎等。

3.胸部创伤、严重气胸、胸腔积液等使肺部通气功能下降。

4.颅脑损伤、脑血管意外等所致呼吸功能抑制。

5.人工呼吸机管理不当，CO_2过多潴留等。

682.呼吸性酸中毒患者的临床表现有哪些?

答：1.呼吸困难、胸闷、气促、发绀，严重者可伴血压下降、谵妄、昏迷等。

2.持续性头痛，以夜间、清晨为重，系CO_2潴留引起脑血管扩张、颅内压增高所致，严重脑缺氧可至脑水肿、脑疝，甚至呼吸骤停。

3.突发性心室纤颤，有时可为第一表现，甚至发生死亡，主要与严重酸中毒导致的高钾血症有关，血钾浓度的急剧升高导致心肌应激性改变、心律失常和心室颤动。

683.何谓呼吸性碱中毒？

答：呼吸性碱中毒是由于肺泡通气过度、体内CO_2排出过多，血液中的$PaCO_2$降低而引起的低碳酸血症。

684.呼吸性碱中毒患者的临床表现有哪些？

答：1.胸闷，呼吸由快而深转为浅而快或短促，有时出现叹息样呼吸。

2.手足、面部麻木及针刺感、肌肉震颤、肌肉强直、手足抽搐及Trousseau征阳性，常伴心率加快。

3.头昏、眩晕、意识障碍等。

685.体液疗法必须遵循什么原则？

答：实施体液疗法时必须严格遵循定量、定性、定时的原则。

686.简述体液疗法的定量原则。

答：定量：每日补液总量包括生理需要量、已丧失量和继续丧失量。

1.生理需要量：每日正常需水量为2 000～2 500 ml。简易计算方法：体重的第1个10 kg×100 ml/（kg·d）+第2个10 kg×50 ml/（kg·d）+其余体重×20 ml/（kg·d）。65岁以上或心脏病患者的实际补液量应小于上述计算量；婴儿及儿童的体液量与体重之比高于成人。

2.已丧失量：按脱水程度计算。轻度脱水需补充的液体量为体重的2%～4%，中度为体重的4%～6%，重度为体重的6%以上。

3.继续丧失量：又称额外丧失量。包括胃肠道额外丧失量、内在性失液（胸水、腹水等）和发热、出汗，气管切开患者还应增加补液量。

687.简述体液疗法的定性原则。

答：定性：补液的性质取决于水、电解质及酸碱失衡的类型。高渗性脱水以补充水分为主；低渗性脱水以补充钠盐为主，严重者可补充高渗盐溶液；等渗性脱水补充等渗盐溶液。严重的代谢性酸碱失衡，需用碱性或酸性液体纠正。电解质失衡，应根据其丧失程度适量补充。

688.简述体液疗法的定时原则。

答：每日及单位时间内的补液量及速度取决于体液丧失的量、速度及各脏器，尤其心、肺、肝、肾的功能状态。若代偿功能良好，应按先快后慢的原则进行分配，即第一个8 h补充总量的1/2，剩余1/2总量在后16 h内均匀输入。

外科休克患者的护理（689～697题）

689.休克按病因可分为哪几类？外科最为常见的是哪几类？

答：休克按病因可分为低血容量性休克、感染性休克、神经源性休克、心源性休克、过敏性休克。外科以低血容量休克和感染性休克最为常见。

690.休克患者通常出现哪些护理问题？

答：1.体液不足：与大量失血、失液有关。

2.气体交换受损：与微循环障碍、缺氧和呼吸形态改变有关。

3.体温异常：与感染、组织灌注不足有关。

4.有感染的危险：与免疫力降低、抵抗力下降、侵入性治疗有关。

5.有皮肤受损和意外受伤的危险：与微循环障碍、烦躁不安、意识不清、疲乏无力等有关。

6.有营养障碍的可能：与患者不能进食有关。

7.心理障碍：与患者的心理承受能力及对治疗和预后的了解程度有关。

691.休克患者使用皮质类固醇治疗的作用是什么？

答：1.阻断α受体兴奋作用，扩张血管，降低外周血管阻力，改善微循环。

2.保护细胞内溶酶体，防止细胞溶酶体破裂。

3.增强心肌收缩力，增加心排血量。

4.增进线粒体功能，防止白细胞凝集。

5.促进糖异生，使乳酸转化为葡萄糖，减轻酸中毒。一般主张大剂量静脉滴注，如地塞米松1～3 mg/kg，一般只用1～2次，以防过多应用引起不良反应；但对严重休克者，可考虑适当延长应用时间。

692.观察休克变化简便而有效的指标是什么？为什么？

答：观察休克变化简便而有效的指标是尿量与尿比重的动态监测。因尿量可反映肾灌流情况，是反映组织灌流情况最佳的定量指标，若患者尿量＞30 ml/h，提示休克好转。尿比重还可帮助鉴别少尿的原因是血容量不足还是肾衰竭。

693.低血容量性休克主要的病理生理变化有哪些?

答：1.微循环的变化。

2.体液代谢的变化。

3.内脏器官的继发损害。

694.当休克患者血压和中心静脉压都降低时应如何处理?

答：当血压和中心静脉压都降低时说明患者血容量严重不足，应快速、充分补充血容量。

695.简述血管扩张剂在抗休克治疗中的作用机制及注意事项。

答：抗休克治疗中，选用血管扩张剂的作用机制是去除小动脉和小静脉的痉挛，改善微循环，增加组织灌流量和回心血量。在使用前，应先补足血容量，对有电解质紊乱、酸碱失衡、呼吸功能不全的患者禁用。

696.休克患者应采取何种体位?

答：取休克体位：将患者头和躯干抬高20°~30°，双下肢抬高15°~20°，可增加回心血量及心排出量，有利于呼吸。

697.简述休克患者体温异常的护理。

答：1.监测体温：每4h测一次体温，密切观察其变化。

2.保暖：休克时体温降低，应予以保暖。可采用盖棉被、毛毯、调节病室内温度等措施，切忌用热水袋、电热毯等方法提升患者体表温度，以防烫伤及皮肤血管扩张增加局部组织耗氧量而加重组织缺氧以及引起重要脏器的血流灌注进一步减少。

3.库存血的复温：输入大量库存血前应将库存血复温后再输入。

4.降温：对感染性休克高热患者应予物理降温，必要时按医嘱使用药物降温。

此外，注意病室内定时通风以调节室内温度；及时更换被汗液浸湿的衣、被等，并做好患者的皮肤护理和保持床单位清洁、干燥。

麻醉（698~705题）

698.临床麻醉可分为哪几类?

答：1.全身麻醉：按麻醉药进入的途径不同可分为静脉麻醉和吸入麻醉。

2.椎管内麻醉：包括蛛网膜下腔阻滞、硬脊膜外阻滞和腰麻-硬膜外腔联合阻滞。

3.局部麻醉：包括表面麻醉、局部浸润麻醉、区域阻滞和神经阻滞麻醉。

699.麻醉前用药的目的是什么？

答：1.稳定患者情绪，减轻患者焦虑、恐惧等心理应激状态。

2.抑制唾液及气道分泌物，保持呼吸道通畅。

3.对抗某些麻醉药的毒副作用和一些不良神经反射。

4.提高痛阈，增强麻醉镇痛效果。

700.腰麻后较常见的并发症是什么？

答：腰麻后较常见的并发症是尿潴留。

701.为什么腰麻术后患者要取平卧位？

答：腰麻术后患者去枕平卧6～8 h是为了预防或减轻麻醉后头痛。主要因硬脊膜和蛛网膜血供较差，针孔不易愈合，脑脊液漏出导致颅内压降低和颅内血管扩张而引起血管性疼痛。腰麻后头痛的特点是抬头或坐起时头痛加重，平卧后减轻或消失。

702.全身麻醉有哪些并发症？

答：1.呼吸系统并发症：窒息、呼吸道梗阻、肺炎、肺不张等。

2.循环系统并发症：低血压、心跳骤停与心室纤颤等。

3.中枢神经系统并发症：高热、抽搐、惊厥等。

703.手术患者返回普通病房的标准是什么？

答：1.神志清醒，有定向力，回答问题正确。

2.呼吸平稳，能深呼吸及咳嗽，$SPO_2 > 95\%$。

3.血压及脉搏稳定30 min以上，心电图无严重的心律不齐和ST-T波改变。

重症病监护（704～721题）

704.何谓中心静脉压？

答：中心静脉压（CVP）是指靠近右心房大静脉内的压力，它可直接反映患者的血容量、心功能以及外周阻力的状况。

705.试述中心静脉压正常值范围及临床意义。

答：中心静脉压正常值为0.49～1.18kPa（5～12 cmH_2O）。如果CVP过低表示右心充盈不足或血容量不足，应给予补液；CVP过高提示输入液体过量或心功能不全。

706.试述重症监护室（ICU）收治对象。

答：1.各类休克，严重创伤，多器官功能衰竭，呼吸、循环衰竭的患者。

2.各类复杂的大型手术患者和全身麻醉术后患者。

3.严重心律失常、心功能不全的患者。

4.急性肝、肾功能不全的患者。

5.器官移植的患者。

6.急性中毒的患者。

707.心血管监护包括哪些内容?

答：1.血压与脉搏。

2.中心静脉压。

3.心电监测（心率、心律的监测）。

4.血流动力学监测。

708.呼吸功能监护包括哪些内容?

答：1.血氧饱和度。

2.血气分析。

3.肺功能监护。

709.哪些因素可影响中心静脉压的指标?

答：1.胸腹腔内压力变化。

2.使用呼吸机者。

3.CVP导管插入的深度。

4.导管扭曲、接头松动、零点位置不准、血块堵塞等。

5.经CVP导管输血及血浆制品等都可影响中心静脉压的指标。

710.血氧饱和度（SaO_2）的正常值是多少?

答：血氧饱和度是指血红蛋白与氧结合达到饱和程度的百分比。正常值动脉血为93%~98%，静脉血为70%~75%。

711.动脉血氧分压（PaO_2）的正常值是多少?

答：动脉血氧分压是指溶解于血浆中氧产生的压力，正常值为10~13.3 kPa（75~100 mmHg）。

712.根据动脉血氧分压如何区别患者缺氧的程度?

答：轻度缺氧：PaO_2为8~10.6 kPa（60~80 mmHg）。

中度缺氧：PaO_2为5.3~7.9 kPa（40~59 mmHg）。

重度缺氧：PaO_2为＜5.3 kPa（40 mmHg）。

713.简述pH值的定义及正常值。

答：pH值是表示血浆酸碱度的指标。而血浆的酸碱度取决于血浆中[H^+]的浓度。成人动脉血pH正常值为7.35～7.45，它是一个可直接判断酸碱紊乱变化的指标，如pH值＜7.35为酸中毒，pH值＞7.45为碱中毒，但有局限性。

714.哪些指标可提示血液氧合情况？

答：1.动脉血氧分压（PaO_2）。

2.血氧含量（CaO_2）。

3.血氧饱和度（SaO_2）。

715.如何做好重症患者肾功能监测？

答：1.准确记录每小时尿量、尿比重变化。

2.观察和记录肾功能的各项血、尿生化指标。

3.观察尿色及性状。如创伤后血尿多为鲜红色，且逐渐变浅；若尿色呈深茶色，常提示患者有溶血现象；若尿液浑浊且有泡沫，提示尿路感染或尿中含有多量蛋白，应做进一步的检查。

716.何谓肺活量？正常值是多少？有何临床意义？

答：肺活量是指在深吸气后作最大呼出气量。正常男性为3 470 ml，女性为2 440 ml。肺活量＞80%为正常；65%～79%为轻度降低；50%～64%为中度降低；35%～49%为重度降低；＜35%为严重降低，以此可判断肺容量情况，对肺功能进行监测。

717.试述使用人工呼吸机应监测的内容。

答：1.呼吸机的各种参数。

2.呼吸音。

3.神志。

4.胸廓及腹部呼吸动度。

5.血气分析。

6.呼吸机与患者是否同步。

718.呼吸机与患者呼吸不同步常见原因有哪些？

答：呼吸机与患者呼吸不同步常见原因有：

1.通气不当。

2.分泌物潴留。

3.急性肺部、胸腔的病理改变（血、气胸或肺不张）。

4.胃潴留或尿潴留。

5.气管插管移位、疼痛。

6.严重缺O_2和CO_2潴留未得到改善。

719.呼吸机与患者呼吸不同步的处理原则是什么？

答：1.对术前或清醒患者做好解释工作，取得患者最大程度的合作。

2.排除各种原因在不停机的情况下使用吗啡、地西泮、芬太尼等镇静剂，必要时使用肌松剂。

3.及时排除呼吸机连接处储水杯内的蒸馏水，防止过多蒸馏水进入气道。

4.适当加温湿化、雾化，使解痉、抗感染、稀释粘痰的药物到达终末气道。

5.定时气管导管气囊放气，每4～6 h放气1次，每次30 min，防止气管壁黏膜受压、缺血、坏死，放气前吸净口、鼻腔的分泌物。

720.电击除颤的适应证有哪些？

答：1.室颤。

2.室速。

721.人工心脏起搏器的适应症有哪些？

答：1.严重缓慢型心律失常。

2.严重快速型心律失常。

3.传导系统功能障碍。

4.协助诊断。

围手术期护理（722～742题）

722.围手术期包括哪三个阶段？其护理目的是什么？

答：1.围手术期三个阶段：

(1)手术前期：从患者决定接受手术到将患者送至手术台。

(2)手术期：从患者送至手术台到患者手术结束后被送入恢复室或外科病房。

(3)手术后期：从患者被送入恢复室或外科病房到患者出院或继续追踪。

2.围手术期护理目的是加强术前至术后整个诊疗期间患者的身心护理，通过全面评估，充分作好术前准备，并采取有效措施维护机体功能，提高手术安全性，减少术后并发症，促使患者早日康复。

723.手术前的护理评估应包括哪些内容?

答：1.患者的一般资料、主要病史。

2.有无其他合并症，如糖尿病、高血压、心脏病、牙周炎等。

3.手术目的，预计手术方式。

4.患者对手术的思想准备状况。

5.家属对手术的认知程度。

6.患者对手术的耐受力，如营养状况和重要脏器功能和各种检查结果。

724.手术前如何做好患者的呼吸道准备?

答：1.训练患者进行深呼吸运动：胸部手术者训练腹式呼吸，腹部手术者训练胸式呼吸。

2.指导患者学会有效咳嗽排痰：一般先轻咳数次使痰液松动，再深吸气后用力咳嗽。

3.对吸烟嗜好者劝其戒烟，以免呼吸道黏膜因受烟中尼古丁刺激分泌物过多而阻塞气道。

4.对已有肺部感染者给予有效治疗。如术前3～5 d应用抗生素；痰液粘稠者，可用抗生素加糜蛋白酶雾化吸入，每日2～3次，并配合拍背或体位引流排痰；哮喘发作者，于手术前一日地塞米松0.5 mg雾化吸入，每日2～3次，有利于减轻支气管黏膜水肿，促使痰液排出。

725.腹部手术皮肤准备包括哪些部位?

答：上起乳头联线，两侧至腋中线，下至耻骨联合及会阴部，并剔除阴毛。下腹部及腹股沟区手术应包括大腿上1/3的皮肤。

726.骨、关节、肌腱手术应如何进行皮肤准备?

答：手术前3日开始进行皮肤准备。第1日和第2日先用肥皂水洗净患侧，并用70%乙醇消毒后再用无菌巾包裹。第3日进行剃毛、刷洗，70%乙醇消毒后，用无菌巾包扎手术野，待手术晨重新消毒。

727.术前皮肤准备有哪些注意事项?

答：1.剃毛刀片应锐利。

2.剃毛前将皂球蘸取少量热水后再涂抹于患者皮肤。

3.剃毛时，应绷紧皮肤，不能逆行剃除毛发，以免损伤毛囊。

4.剃毛后检查皮肤有无割痕或裂缝及发红等异常状况，一旦发现应详细记录并通知医生。

5.操作过程中应动作轻柔、熟练，注意患者保暖。

728.术前胃肠道准备包括哪些内容?

答：1.饮食：肠道手术患者，入院后应给予少渣饮食；非肠道手术患者，一般不限制饮食，但在手术前12 h禁食，术前4～6 h禁饮。

2.督促其术前晚排便，必要时使用开塞露或用0.1%～0.2% 肥皂水灌肠。

3.肠道手术患者要在术前3 d开始做好充分肠道准备。

4.术前须指导患者练习床上大小便。

729.手术患者营养不良可发生哪些不良后果?

答：1.易发生血容量减少或休克，导致贫血或组织灌注不足。

2.低蛋白血症：导致组织水肿，术后腹胀，肠麻痹。

3.免疫功能低下，容易感染。

4.影响手术伤口的愈合。

730.试述伤口缝合的拆线时间。

答：头、面、颈部4～5 d，四肢手术10～12 d，腹部7～8 d，减张缝合一般14 d，年老体弱营养差的适当推迟。

731.切口愈合分几级?

答：1.甲级愈合：切口愈合优良，无不良反应。

2.乙级愈合：切口处有炎症反应，如红肿、硬结、血肿、积液等，但未化脓。

3.丙级愈合：切口化脓需切开引流处理。

732.腹部术后禁食患者为什么也会发生腹胀?

答：因为腹部的任何手术都可以使腹膜遭受轻重不等的创伤；手术时肠管暴露在空气中，使肠管发生反射性麻痹，肠内容物运动停滞，而上消化道仍继续不停地分泌大量消化液，包括唾液、胃液、胆汁、肠液及胰液等；术后患者又容易吞咽部分空气到胃内，加重肠腔内积气积液；水和电解质失衡，低血钾也是手术后腹胀的原因之一。因此，腹部手术后的患者尽管禁食也会发生腹胀。

733.如何正确安置术后患者的体位?

答：根据麻醉方式、术式安置患者卧位：

1.全身麻醉：尚未清醒的患者应平卧，头偏向一侧，使口腔分泌物或呕吐物易于流出，避免误吸入气管；全麻清醒后根据需要调整卧位。

2.蛛网膜下隙麻醉：去枕平卧12 h，防止脑脊液外渗致头痛。

3.硬膜外腔麻醉：去枕平卧6 h，随后可根据手术部位安置成所需要的卧位。

4.休克：患者取双下肢抬高15°～20°，头部和躯干抬高20°～30°体位。

5.颅脑手术：术后无休克和昏迷的患者可取15°～30°头高脚低斜坡位。

6.颈、胸手术：术后患者采用高半坐位卧位，便于呼吸和有效引流。

7.腹部手术：术后患者采用低半坐位卧位或斜坡卧位，以减少腹部张力。

8.脊柱或臀部手术后患者可取俯卧或仰卧位。

734.术后止痛剂应用的评估应包括哪些内容?

答：1.疼痛的部位、性质、强度。

2.测量血压，对血压偏低者止痛剂应减量。

3.膀胱是否充盈，患者是否已能自行解尿。

4.是否有腹胀，手术后患者因麻醉剂残余作用和活动受限常会出现腹胀，并导致切口张力增加而出现疼痛。

735.如何鉴别深静脉血栓形成和血栓性静脉炎?

答：前者常发生于术后长期卧床、活动减少的老年患者或肥胖者，开始时患者常感腓肠肌疼痛和紧束感，继之出现下肢凹陷性水肿，沿静脉走行有触痛，可扪及索状变硬的静脉。后者常表现为浅静脉发红、变硬、有明显触痛，常伴体温升高。

736.如何预防术后深静脉血栓形成?

答：1.鼓励患者术后早期下床活动，卧床期间进行双下肢屈伸活动，促进静脉回流。

2.高危患者下肢用弹性绷带或穿弹性袜以促进血液回流。

3.避免久坐，坐时避免翘脚，卧床时膝下垫小枕，以免妨碍血液循环。

4.血液高凝状态者，可口服小剂量阿司匹林、复方丹参片或用小剂量肝素。也可用低分子右旋糖酐静脉滴注，以抑制血小板凝集。

737.术后发生血栓性静脉炎或深静脉血栓应如何处理?

答：仅为血栓性静脉炎者，立即停止经患肢静脉输液，抬高患肢、制动，局部50%硫酸镁湿敷。深静脉血栓形成者，遵医嘱静脉输入低分子右旋糖酐和复方丹参溶液，以降低血液粘稠度，改善血液循环。局部严禁按摩，以防血栓脱落引起栓塞，同时监测凝血功能。发病3日以内者，溶栓治疗可用尿激酶每次8万U，溶于500 ml低分子右旋糖酐中静脉滴注，每日2次，连续应用1周。抗凝、溶栓治疗期间均需加强出、凝血时间和凝血酶原时间的监测。

738.术后常见的并发症有哪些?

答：术后常见的并发症有：

1.术后出血。

2.切口感染。

3.切口裂开。

4.肺炎或肺不张。

5.尿路感染。

6.深静脉血栓形成和血栓性静脉炎。

739.预防术后切口裂开的措施有哪些?

答：对年老体弱、营养状况差，估计切口愈合不良的患者，手术前加强营养支持；腹部手术者，手术时加用全层腹壁减张缝线，术后用腹带或胸带适当加压包扎伤口，减轻局部张力，延缓拆线时间。如有慢性腹内压增高的因素存在应及时处理和消除。手术切口位于肢体或关节活动部位者，拆线后应避免大幅度动作。预防切口感染。

740.预防手术后肺不张有哪些措施?

答：1.术前锻炼深呼吸。

2.有吸烟嗜好者，术前2周停止吸烟，以减少气道内分泌物。

3.术前积极治疗原有的支气管炎或慢性肺部感染。

4.全麻手术拔管前吸净支气管内分泌物，术后取头侧位平卧，防止窒息。

5.鼓励患者深呼吸咳嗽、体位排痰或给予药物化痰，以利支气管内分泌物排出。

6.胸、腹带包扎松紧适宜，避免限制呼吸的固定或绑扎；鼓励患者多活动。

7.注意口腔卫生，加强保暖，防止呼吸道感染。

741.手术后患者发生肺不张处理方法包括哪些?

答：1.协助患者翻身、拍背及体位排痰，以解除支气管阻塞，使不张的肺重新膨胀。

2.鼓励患者自行咳嗽排痰。

3.保证摄入足够的水分。

4.全身或局部抗生素治疗。

742.术后患者发生尿路感染的处理方法包括哪些?

答：1.鼓励患者多饮水，保持每日尿量在1 500 ml以上。

2.根据细菌药敏试验结果，合理选用抗生素。

3.残余尿在500 ml以上者，应留置导尿管，并严格遵守无菌技术，防止继发二重感染。

手术室工作（743～755题）

743.手术室按洁净程度分为哪三个区域？其范围包括哪些？

答：1.洁净区：包括手术间、洗手间、手术间内走廊、无菌物品间、药品室和麻醉准备室等，洁净要求最为严格，应设在内侧。

2.准洁净区：包括器械室、敷料室、洗涤室、消毒室、手术间外走廊、恢复室和石膏室等，设在中间。

3.非洁净区：包括办公室、会议室、实验室、标本室、污物室、资料室、电视教学室、值班室、更衣室、更鞋室、医护人员休息室和手术患者家属等候室，非洁净区应设在手术室最外侧。

744.手术常用的引流物有哪些？

答：1.乳胶片引流条：一般用于浅部切口的小量渗液的引流。

2.纱布引流条：用于浅表部位或感染创口的引流。

3.烟卷式引流条：常用于腹腔内较短时间的引流。

4.引流管：包括普通引流管，用于创腔引流；双腔（或三腔）引流套管用于腹腔脓肿和胃肠、胆或胰瘘等的引流；T型引流管，用于胆道减压和胆总管引流等。

745.手术区皮肤消毒有哪些注意事项？

答：1.纱布球蘸药液量不可过多，以免浪费及流到身下造成损伤。

2.涂擦时要稍用力，从手术区中心部向四周涂擦，如为感染伤口或肛门等处手术，则应由外周涂向感染部或会阴肛门部。

3.已接触消毒范围边缘或污染部位的药液纱布，不能再返擦清洁处。

4.消毒范围要包括切口周围15～20 cm的区域，如有延长切口的可能，则应扩大消毒范围。

5.消毒者的手切勿接触病人的皮肤或其他物品，消毒后双手应再乙醇浸泡3 min或涂擦灭菌王，然后穿手术衣及戴手套。

6.对婴儿、面部皮肤、口腔、会阴部一般用0.1%氯已定（新洁而灭）酊或0.1%苯托溴铵（洗必泰）酊涂擦2次。不宜用碘酊，以防烧伤皮肤及黏膜。

746.安置患者手术体位的要求有哪些?

答：1.最大限度地保证患者的舒适及安全。

2.按手术要求，充分暴露术野，减少不必要的裸露。

3.肢体不能悬空，需托垫稳妥。

4.要保证呼吸和血液循环通畅，不影响麻醉医生的观察和监测。

5.妥善固定，避免神经、血管受压。

6.防止身体各部肌肉扭伤及压疮等并发症的发生。

747.常用的手术体位有哪些?

答：1.仰卧位：为最常见的体位，适用于腹部手术、颌面部、颈部等腹侧面各手术。

2.侧卧式：用于胸部、腰部及肾手术。

3.俯卧式：用于脊柱及其他背部手术。

4.膀胱截石卧式：用于会阴部、尿道、肛门部手术。

5.半坐卧式： 适用于鼻及咽部手术，如鼻中隔矫正术、鼻息肉摘除及扁桃体手术等。

748.手术中哪些情况下的物品不能在无菌区内使用?

答：无菌区内所有的物品都必须是灭菌的，如稍有可疑应立即更换。手术中下列情况应视为有菌，不能在无菌区内使用：

1.在非限制区内的灭菌辅料。

2.无菌包破损或潮湿。

3.无菌包坠落在地面上。

4.灭菌有效时间及效果不能肯定。

5.怀疑无菌物已被污染。无菌区的建立应尽量接近使用时间，以减少暴露和污染的机会。

749.无菌桌的使用原则有哪些?

答：1.铺好备用的无菌桌有效期≤4 h。

2.参加手术人员双手不得扶持无菌桌的边缘，因桌缘平面以下，不能长时间保持无菌状态应视为有菌区。

3.凡垂落桌缘平面以下物品，必须重新更换。

4.术中污染的器械，用物不能放回原处。如术中接触胃肠道等污染的器械应放于弯盘等容器内，勿与其他器械接触。

5.如有水或血渗湿者，应及时加盖无菌巾以保持无菌效果。

6.手术开始后，该无菌桌仅对此手术患者是无菌的，而对其他患者使用无菌物品，则属于污染的。

7.洗手护士应及时清理无菌桌上器械及用物，以保持无菌桌清洁、整齐、有序，并及时供应手术人员所需的器械及物品。

750.试述接触无菌区的操作原则。

答：接触无菌区时，必须经过手臂消毒、穿无菌衣及戴无菌手套。巡回护士取用无菌物品要用无菌持物钳夹取，并应与无菌物、无菌区保持一定距离（30 cm），避免衣袖、衣服接触无菌物及跨越无菌区，倾倒溶液时只需瓶口进入无菌区的边缘。

751.试述无菌手术衣的无菌范围。

答：无菌手术衣的无菌范围仅限于前身肩平面以下，腰平面以上及袖子。其他部位应视为有菌区。

752.手术中采取哪些措施可减少空气污染?

答：手术室门窗应关闭，人员进出应走侧门，尽量减少在手术间内走动，避免不必要的谈话。咳嗽、打喷嚏时应将头转离无菌区，避免飞沫污染。为防手术人员滴汗，可于额部加一无菌汗带。请他人擦汗时，头应转向一侧，不使纱布纤维落入无菌区。无菌容器打开后，应及时盖好，减少暴露。

753.试述沾染手术的隔离技术。

答：进行胃肠道、呼吸道、宫颈等沾染手术时，在切开空腔前应用纱垫保护周围组织，并随时吸除外流的内容物。被污染的器械和其他物品应放在污染盘内，实行隔离。污染的缝针和持针器应在等渗盐水中刷洗。全部沾染步骤完成后，手术人员应用无菌水冲洗或更换手套，以尽量减少细菌的污染。

754.连台手术应做哪些消毒措施?

答：前台手术结束后，手术人员应更换无菌手术衣及消毒手臂，戴无菌手套，手术间地面及用物应用消毒液擦拭，并用紫外线照射20 min。

755.如何清点手术器械和敷料?

答：巡回护士应详细清点、登记手术台上的器械、辅料等数目，于术前、术中关闭体腔前及切口缝合前，与洗手护士和手术医生（第一助手）进行清点、核对，以防遗留。

外科患者的营养支持护理（756～769题）

756.评估患者营养状况的指标有哪些?

答：1.体重的测定。

2.三头肌皮褶厚度。

3.上中臂肌周长。

4.肌酐/身高指数。

5.清蛋白。

6.血清转铁蛋白量。

7.总淋巴细胞计数。

8.迟发性皮肤超敏试验。

9.氮平衡试验。

757.患者女性，身高160 cm，体重45 kg，请问有无营养不良？为什么?

答：因患者身高＜165 cm者，女性标准体重＝（身高－100）×0.9，如低于标准体重15%，就提示有营养不良。

该女性标准体重是（160－100）×0.9＝54 kg；实际体重为45 kg，1－（45÷54）＞0.15。可以判定患者无营养不良。

758.何谓肌酐/身高指数？如何计算?

答：肌酐身高指数（%）：肌酐是肌蛋白质的代谢产物，尿中肌酐排泄量与体内骨骼肌基本成比例，故可用于判断体内骨骼肌含量。

$$\text{肌酐/身高指数（\%）}=\frac{\text{尿肌酐排泄量（mg/24 h）}}{[\text{身高（cm）}-100]\times 23\text{（女性为18）}}\times 100\%$$

759.何谓肠内营养?

答：肠内营养是指经胃肠道，包括经口或喂养管提供维持人体代谢所需营养素的一种方法。

760.肠内营养的适应证包括哪些?

答：凡有营养支持指征、有胃肠道功能并可利用的患者都可接受肠内营养支持。包括：

1.吞咽和咀嚼困难。

2.意识障碍或昏迷、无进食能力者。

3.消化道疾病稳定期，如消化道瘘、短肠综合征、炎性肠疾病和胰腺炎等。

4.高分解代谢状态，如严重感染、手术、创伤及大面积灼伤患者。

5.慢性消耗性疾病，如结核、肿瘤等。

761.肠内营养的禁忌证包括哪些?

答：肠梗阻、消化道活动性出血、腹腔或肠道感染、严重腹泻及休克均系肠内营养的禁忌证，吸收不良者应慎用。

762.肠内营养的途径包括哪些?

答：有经口和管饲2种。管饲包括经鼻胃管或胃造瘘、经鼻肠管或空肠造瘘插管等。

763.肠内营养喂养管阻塞的常见原因有哪些?

答：喂养管阻塞的常见原因有：

1.营养液未调匀。

2.药丸未经研碎即注入喂养管。

3.添加药物与营养液不相容，形成凝结块。

4.营养液较黏稠、流速缓慢，黏附于管壁。

5.管径太细。

764.肠内营养中导致吸入性肺炎的原因有哪些?

答：误吸导致吸入性肺炎多见于经鼻胃管喂养者。原因有：

1.胃排空迟缓。

2.喂养管移位。

3.体位不当或灌注速度太快，营养液反流。

4.咳嗽和呕吐反射受损。

5.精神障碍。

6.应用镇静剂及神经肌肉阻滞剂。

765.肠内营养发生腹泻的原因包括哪些?

答：1.伴同用药，如抗生素、H_2受体阻滞剂等。

2.肠内营养剂的类型，其中乳糖、脂肪、膳食纤维的种类和含量都可能影响肠道对营养液的耐受性。

3.营养液的渗透压，当伴有营养不良或吸收不良时，高渗透压更易引起类似倾倒综合征和腹泻。

4.低蛋白血症，因血浆胶体渗透压降低，组织黏膜水肿，影响营养底物通过肠黏膜上皮细胞，同时大量液体因渗透压差进入肠腔而引起腹泻。

5.营养液被污染。

6.营养液的输注速度过快或温度过低。

766.如何预防肠内营养的误吸？

答：1.妥善固定喂养管，以免喂养管移位至食管而导致误吸。

2.采取抬高床头30°。

3.估计胃内残留量：在每次输注肠内营养液前及期间，每间隔4 h抽吸并估计胃内残留量，若残留量＞100～150 ml，应延迟或暂停输注，必要时加用胃动力药物，以防胃潴留引起反流而致误吸，注意灌注速度。

4.病情观察：若患者突然出现呛咳、呼吸急促或咳出类似营养液的痰，应疑有喂养管移位并致误吸的可能，应鼓励和刺激患者咳嗽，以利排出吸入物和分泌物，必要时经气管镜清除误吸物。

767.何谓肠外营养？

答：肠外营养是指通过外周或中心静脉途径提供人体代谢所需的营养素。

768.肠外营养的适应证包括哪些？

答：1.营养不良。

2.胃肠道功能障碍。

3.因疾病或治疗限制不能经胃肠道摄食。

4.高分解代谢状态，如严重感染、灼伤、创伤或大手术前后。

5.抗肿瘤治疗期间不能正常饮食者。

769.全胃肠外营养有哪些并发症？

答：1.与导管有关的并发症：空气栓塞；导管栓子形成；导管移位；导管扭曲或折断；静脉炎；血胸、气胸、纵隔血肿；穿刺部位的损伤及皮下气肿等。

2.感染：静脉炎。

3.代谢性并发症：与配制的营养液成分有关。

外科感染患者的护理（770～783题）

770.外科感染的临床表现有哪些？

答：1.局部症状：红、热、肿、痛和功能障碍。

2.全身症状：发热、头痛、精神不振、焦虑、乏力、纳差，严重感染可出现代谢紊乱、营养不良、贫血症，甚至发生感染性休克。

771.影响感染发生和转归的因素有哪些?

答：1.致病菌的毒力、数目和特点。

2.年龄。

3.营养状况。

4.受累组织特点。

5.慢性病患者：如糖尿病动脉粥样硬化、免疫缺陷疾病等。

6.接受激素、化疗、放疗。

7.经济地位和社会环境。

8.情绪和心理等。

总之，感染的病程演变受病原菌、局部抵抗力、全身免疫力及治疗条件等诸多因素影响。

772.外科感染按病变进程分几类?

答：1.急性感染：病变以急性炎症为主，病程多在3周以内。

2.慢性感染：病程持续超过2个月的感染。

3.亚急性感染：病程介于急性感染和慢性感染之间。

773.何谓疖?

答：疖俗称疔疮，是一个毛囊及其所属皮脂腺及附件的急性化脓性感染，累及周围及皮下组织时，可称为疖肿。常见的致病菌是金葡菌。若身体不同部位同时发生几处疖，或在一段时间内反复发生的疖，称为疖病，常见于免疫力低下的糖尿病患者或小儿。

774.何谓痈?

答：痈是指相邻的毛囊及其所属皮脂腺或汗腺及其周围组织的急性化脓性感染，或由多个疖融合而成。多见于免疫力差的老年人和糖尿病患者。

775.何谓急性淋巴管炎?

答：急性淋巴管炎是指致病菌经破损的皮肤、黏膜，或其他感染病灶侵入，经组织的淋巴间隙进入淋巴管，引起淋巴管及其周围组织的急性炎症。

776.手部急性化脓性感染包括哪些?

答：常见手部急性化脓性感染包括：甲沟炎、指头炎、腱鞘炎、滑膜炎、掌深间隙感染等。

777.何谓脓血症?

答：脓血症是指局部化脓性病灶的菌栓或脱落的带菌血栓，间歇地进入血液循环，并在全身其他器官或组织内形成多发性迁移性脓肿。

778.毒血症与败血症的鉴别要点是什么?

答：毒血症是细菌产生的大量毒素进入血循环所产生临床症状，高热前无寒颤，早期出现贫血症，血培养阴性。败血症则为细菌进入血循环，并迅速生长繁殖所产生的临床症状，特点是寒颤后高热，呈稽留型高热，血培养阳性。

779.毒血症、败血症、脓毒血症的血培养结果有何不同?

答：毒血症血培养结果呈阴性（无细菌生长），败血症的血培养结果呈阳性（有细菌生长），脓毒血症的血培养有时呈阳性（细菌间歇地进入血流）。

780.破伤风患者最早发生强直性痉挛的肌肉是哪部分，为什么?

答：最早发生强直性痉挛的肌肉是咀嚼肌。因为破伤风是一种毒血症，其痉挛毒素可作用于运动神经末梢及脊髓前角细胞，并可扩散到大脑中央回的肌肉运动区。血循环越丰富，活动越频繁的肌群，越是先受侵犯。因此，咀嚼肌最早受累。

781.为什么脓性指头炎要做侧面纵行切口?

答：因为在手指掌面切开，局部会形成疼痛性瘢痕；同时瘢痕挛缩，会影响手指功能，所以应做手指侧面纵行切口。

782.何谓气性坏疽?有哪些特征性临床表现?其主要处理原则是什么?

答：1.气性坏疽是由梭状芽孢杆菌引起的一种严重的以肌组织坏死为特征的特异性感染。

2.气性坏疽的临床特点是病情发展迅速，患者全身情况可在12～24 h内全面、迅速恶化。

(1)局部：早期患者自诉伤肢沉重，有包扎过紧或疼痛感，随着病情发展伤者自感伤口“胀裂样”剧痛，难以忍受，伤处迅速恶化呈紫红色至黑色，按压有捻发感，出现水疱；轻压可见有气泡溢出并有稀薄的血性液体流出。

(2)全身：伤者极度虚弱、高热、冷汗、烦躁、头痛头晕、呕吐、进行性衰竭，严重者迅速进入休克。

(3)X线摄片常显示软组织间有积气，脓液涂片可见有大量革兰阳性杆菌。

3.处理原则：彻底清创缝合；大剂量青霉素治疗；高压氧疗、全身支持疗法并采取严密隔离措施等。

783.外科感染的一般特点是什么？

答：1.多数为几种细菌引起的混合感染，少数在感染早期为单一细菌感染，以后逐步发展为几种细菌的混合感染。

2.大部分感染患者有明显的局部症状和体征。

3.感染常集中于局部，发展后可导致化脓、坏死等，使局部组织遭到破坏，最终形成瘢痕组织而影响局部功能。

灼伤护理（784～795题）

784.常用烧伤面积估计方法有哪几种？

答：1.手掌法：不论性别、年龄，以患者手掌为标准，五指并拢后的手掌面积约为体表总面积的1%。

2.中国九分法：适用于较大面积烧伤的评估。将全身体表面计划分为11个9%的等份，另加1%，构成100%。即头、颈＝1×9%；双上肢＝2×9%；躯干和会阴＝3×9%；双下肢与臀部＝5×9%+1%。

12岁以下儿童面积估计方法为：头、颈的面积%＝9%+（12–年龄）%；双下肢面积%＝46%–（12–年龄）%。

785.转运大面积烧伤患者注意点有哪些？

答：1.转运时机：大面积烧伤患者原则上应在当地渡过休克期后再转运，如急需转运，应控制在伤后2～3 h内，以防休克加重。

2.转送途中时间超过1 h者，转运前应静脉输平衡液或生理盐水，忌单纯补给葡萄糖或口服开水。

3.头面、颈深度烧伤或有吸入性损伤者，严防气道阻塞，应备吸氧设备或作好气管切开再转送。

4.转运工具应平稳，防止颠簸。转送途中患者应平卧，呈足前头后位。用飞机转送时，在起飞时取头后足前位，降落时取头前足后位，以防止脑缺血而突然死亡。

5.转送途中注意保暖，转送前禁用冬眠药物或其他血管扩张剂，创面要简单包扎。

786.酸碱灼伤的病理特点是什么？

答：酸灼伤常见的是硫酸、硝酸、盐酸、苯酚（石灰酸）及氢氟酸等，灼伤后可引起细胞脱水，蛋白凝固，故创面干燥，边缘分界清楚，除氢氟酸外，病变常不侵犯深层。碱灼伤常见的是氧化钙（石灰）、氢氧化钠、氢氧化钾等，它能溶解蛋白及胶原，形成碱性蛋白化合物，可向深层侵犯，皂化脂肪并使细胞脱水，皂化时产热，可使深层继续坏死。

787.化学性烧伤的现场急救方法有哪些？

答：1.首先用大量清水冲洗，但特殊情况如石灰烧伤应先将其干粉拭净后再冲洗。

2.使用特殊解毒剂或中和剂冲洗，如酸灼伤可用5%小苏打液中和；碱烧伤可用0.5%醋酸中和。

788.怎样鉴别浅Ⅱ度和深Ⅱ度烧伤创面？

答：浅Ⅱ度烧伤创面：损伤在表皮及真皮浅层，剧痛，感觉过敏，水疱形成，水疱壁薄，基底潮红，水肿明显，2周左右愈合，无瘢痕，有色素沉着。深Ⅱ度烧伤创面：损伤在真皮深层，可有小水疱，基底苍白潮红相间，湿润，痛觉迟钝，数日后如无感染，可出现网状血管栓塞，3～4周愈合，留有瘢痕。

789.烧伤性休克发生的机制是什么？

答：烧伤后组织受热损伤，毛细血管扩张，通透性增加，大量血浆样液体渗透至组织间隙或创面上，造成功能性细胞外液丢失，有效循环量的下降，组织灌注不良，循环血量锐减，而造成低血容量休克。

790.烧伤休克期如何计算输液总量？

答：1.伤后第一个24 h：每1%烧伤面积（Ⅱ°、Ⅲ°）成人每千克体重补充胶体液和电解质液共1.5 ml（儿童约为1.8 ml；婴儿则为2 ml），另加每日生理需水量2 000 ml（儿童每千克体重以60～80 ml、婴儿100 ml计算）。其中胶体和晶体溶液之比为2～1∶1；输液总量的一半应在伤后8 h内输完，另一半在以后的16 h内完成。

2.伤后第二个24 h：胶体液和电解质液为第一个24 h计算量的一半，再加每日生理需求量。

3.伤后第三个24 h：视伤员病情变化而定。

791.烧伤患者补液量观察指标是什么？

答：简易而重要的观察指标是尿量。创面大量血浆渗出，血容量不足，是大面积烧伤性休克的主要原因。尿量是反映血容量的有效指标（成人每小时尿量在30 ml左右，小儿15 ml，婴幼儿10 ml），尿量减少常发生在血压下降之前。当发现尿量减少，提示补液量不足，应加快补液速度。

792.烧伤后发生急性肾衰竭的常见原因是什么?

答：1.休克期补液不当。较长时期内血容量不足引起的休克未及时纠正；或在血容量不足的情况下，输注去甲肾上腺素以维持血压。

2.严重血红蛋白或肌红蛋白尿而未及时处理。

3.化学烧伤时有毒物质的吸收（如苯酚、乙萘酚钠、铬酸盐、汞、铋等）。

4. 烧伤创面脓毒症或败血症休克。

793.烧伤创面脓毒症发生的原因是什么?

答：1.烧伤后皮肤抵御微生物侵袭的天然屏障破坏。

2.烧伤后产生的坏死组织是细菌良好的培养基（特别是残留的毛囊，皮脂腺中残存着的细菌），容易使创面上的细菌大量繁殖。

3.人体抗感染免疫功能低下。

上述因素使烧伤后易并发创面脓毒症，一般发生在伤后2～3 d至2周内，如不及时处理可发展为败血症。

794.头面部灼伤的特点有哪些?

答：头面部灼伤的特点：

1.头面部皮下组织疏松，血管丰富。休克期渗出多，水肿严重，Ⅱ°烧伤头围可比正常大2/3～1倍，Ⅲ°烧伤水肿受焦痂限制，而向内扩张，可影响呼吸。

2.全身反应强烈，除易发生休克外还可发生急性胃扩张、高热及脑水肿，小儿尤为多见。

3.五官分泌物和进食时易污染创面。

4.头面部深Ⅱ°和Ⅲ°烧伤瘢痕挛缩后，常导致小口、小耳以及口唇及眼睑外翻畸形，影响容貌。

795.简述烧伤患者康复护理措施。

答：1.合理固定，维持功能体位。

2.尽早下床活动。

3.鼓励患者进行肢体及关节活动。

4.肢体烧伤采用适当加压包扎疗法。

5.采用紧身衣和固定板。

6.体疗和理疗。

7.防止紫外线与红外线过多照射。

8.避免对瘢痕创面的机械性刺激。

肿瘤患者的护理（796～799题）

796.肿瘤放疗患者皮肤、黏膜的护理措施有哪些?

答：1.保持皮肤清洁干燥，尤其皮肤褶皱部，如腋下、腹股沟、会阴部等；勤换内衣并穿吸水性强的棉质内衣；放疗前摘除金属饰品以免增加射线吸收。

2.为保护照射野皮肤，可用温水、软毛巾轻轻沾洗，禁用肥皂、热水；避免冷热刺激及使用黏贴胶布。

3.外出时注意防护，防止日光直射。

4.加强局部黏膜清洁，如口腔含漱、阴道冲洗、鼻腔用抗生素及润滑剂滴鼻等。

5.禁用刺激性药物，如乙醇、碘酒等。

797.肿瘤患者的心理变化过程包括哪些?

答：患者心理变化过程包括：

1.震惊否认期。

2.愤怒期。

3.磋商期。

4.抑郁期。

5.接受期。

798.化学药物治疗的禁忌证包括哪些?

答：1.年老、体衰、营养状况差、恶病质者。

2.白细胞计数 $<3\times10^9/L$，血小板计数 $<30\times10^9/L$ 或有出血倾向者。

3.肝功能障碍或严重心血管疾病者。

4.骨髓转移的患者。

5.贫血及血浆蛋白低下者。

799.肿瘤化疗患者护理要点有哪些?

答：1.确保化疗药物准确注入静脉管内，如有外渗应立即停止给药，局部冷敷和注入解毒剂或普鲁卡因等；

2.药物应按要求稀释，并在规定时间内用完；

3.准确选择静脉穿刺部位，一旦出现静脉炎，应停止该静脉给药，并给予局部热敷、硫酸镁湿敷或理疗；

4.遵医嘱每周检查血常规1～2次，如白细胞计数$<3\times10^9/L$，血小板计数$<80\times10^9/L$，及时向医生汇报；

5.当出现恶心、呕吐、食欲减退、口腔炎等消化道反应或出现皮肤干燥、瘙痒等皮肤反应时，应及时对症处理；

6.密切观察有无肝、肾等毒性反应，鼓励多饮水。

颈部疾病患者的护理（800～805题）

800.判断甲亢的辅助检查有哪些?

答：1.基础代谢率测定。

2.甲状腺摄^{131}I率测定。

3.血清中T_3和T_4测定。

4.核素扫描。

5.B超。

801.甲亢患者术前为什么要口服卢戈液?

答：口服卢戈液是甲亢患者术前准备的重要措施之一。碘剂可抑制蛋白水解酶，减少甲状腺球蛋白的分解，抑制甲状腺素的释放，避免术后甲状腺危象的发生，同时碘剂可使腺体充血减轻，体积缩小，质地变硬，有利于手术。

802.甲亢术后最危急的并发症是什么？试述其常见原因。

答：甲亢术后最危急的并发症是急性呼吸困难和窒息，常发生在术后48 h内。常见原因：

(1)切口内出血压迫气管。

(2)喉头水肿。

(3)气管塌陷。

(4)痰液阻塞。

(5)双侧喉返神经损伤。

803.为什么甲亢术后会发生手足抽搐?

答：手术时甲状旁腺被误切、挫伤或血供受累，引起甲状旁腺功能低下，出现低血钙，引起手足抽搐，多发生在术后1～3 d。

804.甲状腺危象的临床表现有哪些?

答：甲状腺危象的临床表现为术后12～36 h内患者出现高热（39℃以上）、脉快而弱（120次/min以上）、大汗、烦躁不安、谵妄甚至昏迷，常伴有呕吐、水泻。

805.叙述甲亢危象的处理原则。

答：1.降温。

2.吸氧。

3.静脉输入大量葡萄糖溶液。

4.口服或静脉滴注碘剂。

5.静脉滴注氢化可的松。

6.肌内注射利舍平。

7.镇静剂。

8.有心力衰竭者加用洋地黄制剂。

乳房疾病患者的护理（806～808题）

806.乳腺癌根除术后为何要用负压吸引?

答：乳腺癌根除术时将腋部淋巴结清扫，大量淋巴管的断离可使淋巴液积聚在皮下；皮瓣剥离时的渗血亦可同时积聚在皮下，因此必须予以引流。用负压吸引，可不断吸出积聚的渗液和渗血，使皮瓣紧贴创面，有利于伤口的愈合，避免皮瓣坏死和感染。

807.乳腺癌的转移途径有哪些?

答：1.直接浸润：癌细胞沿导管或筋膜间隙蔓延，继而浸润皮肤、胸肌、胸膜等周围组织。

2.淋巴转移：

(1)癌细胞经胸大肌外侧淋巴管→同侧腋窝淋巴结→锁骨下淋巴结→锁骨上淋巴结→胸导管（左）或右淋巴导管→静脉→远处转移。

(2)癌细胞沿内侧淋巴管→胸骨旁淋巴结→锁骨上淋巴结，再经同样途径侵入静脉血流而发生远处转移。

3.血运转移：癌细胞可经淋巴途径进入静脉，最常见的远处转移部位依次为肺、骨和肝。

808.乳腺癌根治术后常见的并发症是什么？产生的原因是什么？如何护理？

答：1.乳腺癌根治术后较常见的并发症为患侧上肢水肿。

2.主要原因是切除腋窝淋巴结后淋巴回流不畅，以及头静脉被结扎、腋静脉栓塞、局部积液或感染等因素均可引起回流障碍加重。

3.护理的具体措施是：

(1)术后抬高患侧上肢，并使用弹力绷带包扎；

(2)防止局部感染。

(3)鼓励并协助患者早期患侧上肢功能锻炼，如术后1～3 d内上肢肌肉等长收缩；用患侧手洗脸、刷牙、进食、梳理头发；手指爬墙运动等。

腹部手术患者的护理（809～850题）

809.为什么腹外疝手术前后要防止腹内压增高？具体措施有哪些？

答：因为腹内压增高可致术后切口张力增大而影响愈合，导致切口疝发生。

护理的具体措施是：

(1)术前治疗导致腹内压增高的原发疾病，如支气管炎、习惯性便秘、前列腺增生等。

(2)吸烟者，术前2周开始戒烟。

(3)保持大便通畅，术前晚灌肠，防止术后腹胀及排便困难。

(4)术后平卧3 d，膝下垫软枕，髋关节微屈，减少腹壁张力。

(5)咳嗽时应协助患者用手按压切口部位。

(6)一般在术后3～5日才能起床活动。

810.急腹症患者未明确诊断前有哪“四禁”？

答：“四禁”是指禁食、禁服泻药、禁灌肠、禁用止痛药。

811.胃十二指肠溃疡的常见并发症有哪些？

答：1.急性穿孔。

2.急性大出血。

3.幽门梗阻。

4.胃溃疡癌变。

812.何谓毕Ⅰ式、毕Ⅱ式最大部分切除术？

答：毕Ⅰ式最大部分切除术是在胃大部分切除后，将残胃直接与十二指肠吻合。

毕Ⅱ式最大部分切除术是在胃大部分切除后残胃与近端空场吻合，十二指肠残端关闭。

813.胃大部分切除术后产生吻合口排空障碍的原因是什么？

答：1.手术时吻合口过小。

2.缝合时胃肠壁翻入过多。

3.缝合处炎症反应和水肿。

前2者为持续性梗阻，常需行再次手术，扩大吻合口。后者为暂时性梗阻，较为常见，经非手术治疗后可自行消失。

814.胃大部分切除后倾倒综合征的临床表现及原因有哪些？

答：胃大部分切除患者进食后10～20 min，出现上腹饱胀、心慌、出冷汗、头昏、无力、面色苍白、恶心、呕吐，甚至虚脱，常伴肠鸣和腹泻，卧床10 min症状多可缓解，称为倾倒综合征。其原因是食物在胃内停留时间过短，高渗食物很快进入空肠，而且在短时间内被大量稀释成等渗液，致使血容量减少。同时，肠管的突然膨胀刺激肠蠕动增快，在站立、坐下时，可牵拉胃肠韧带和系膜，引起神经丛的刺激，产生神经丛综合征。

815.胃大部分切除后低血糖综合征的临床表现及原因有哪些？

答：低血糖综合征多发生在餐后2～3 h，患者表现为饥饿感、乏力、心悸、出汗、头晕、手足震颤，也可导致虚脱等。产生的原因是食物过快进入空肠，葡萄糖过快吸收，血糖呈一过性增高，刺激胰腺分泌过多的胰岛素发生反应性低血糖。

816.胃手术后的健康指导应包括哪些内容？

答：1.保持心情舒畅，适量活动，避免劳累及受凉。

2.饮食定时、定量、适量、宜清淡饮食，避免生、冷、硬、辛辣、酒等刺激性食物，多食蔬菜及水果，不食胀气及油脂食物及过甜食物，食后卧床0.5～1 h可预防倾倒综合征。

3.少量多餐，出院后每日5～6餐，每餐50 g左右，逐渐增加，至6～8个月恢复每日3餐，每餐100 g左右，1年后接近正常饮食。

4.遵医嘱服用助消化剂及抗贫血药物。

5.保持大便通畅，并观察有无黑便、血便，发现异常及时门诊或急诊就医。

6.如有腹痛、反酸、嗳气、恶心、呕吐应及时检查，及早治疗。

7.胃癌术后坚持行化疗，出院指导同“化疗患者的护理”。

817.为何胃穿孔非手术期患者必须行胃肠减压?

答：对胃穿孔者行胃肠减压，可减少胃内容物继续流入腹腔，从而减轻腹膜炎症状，缓解病情，是非手术治疗的重要手段。

818.幽门梗阻患者术前胃肠道准备包括哪些?

答：术前禁食，需要时行胃肠减压，每晚用生理盐水500～1000 ml洗胃1次，补充液体及电解质。幽门不完全梗阻者：术前3日流质，每晚洗胃1次，术前1 d禁食并给予补液。

819.胃大部切除术后并发症有哪些?

答：1.术后胃出血。

2.十二指肠残端破裂。

3.胃肠吻合口破裂或瘘。

4.残胃蠕动无力（或称胃排空障碍）。

5.术后梗阻。

6.倾倒综合征。

7.低血糖综合征。

820.根据发生原因肠梗阻可以分为哪几类?

答：1.机械性肠梗阻：由肠腔堵塞，肠管受压，肠壁病变等引起。

2.动力性肠梗阻：分为麻痹性和痉挛性肠梗阻2种；（如继发于尿毒症，急性弥漫性腹膜炎）。

3.血运性肠梗阻：肠系膜血管栓塞或血栓形成，使肠管血运障碍，产生单纯性或绞窄性肠梗阻。

821.肠梗阻患者的特征性临床表现是什么?

答：腹痛、腹胀、呕吐、停止肛门排便排气四大症状。

822.肠梗阻患者的处理原则是什么?

答：1.禁食。

2.胃肠减压。

3.纠正水、电解质紊乱和酸碱平衡失衡。

4.抗感染。

5.解痉。

6.支持治疗，提供代谢所需的营养物质。

7.病因治疗。

823.为什么肠梗阻患者可出现血容量下降?

答：肠梗阻患者由于梗阻致肠管膨胀、肠壁变薄，受静脉回流影响，肠吸收能力减退，大量消化液积留在肠腔内；同时患者摄入量减少，又因呕吐而丢失体液，因而导致血容量下降，严重时可出现休克。

824.为什么腹膜炎后易引起粘连性肠梗阻?

答：腹膜粘连是腹膜对机械性、化学性或细菌性刺激反应的结果。各种原因引起的腹膜炎都可使腹膜充血、水肿并产生浆液性溢出。这些溢出液中，除了有吞噬细胞外，还有纤维蛋白。纤维蛋白沉积，变成纤维组织，可将周围肠道和大网膜粘连。这些粘连常常会引起肠襻的扭曲或粘连带压迫而造成粘连性肠梗阻。

825.为什么腹膜后血肿会引起肠麻痹?

答：肠管蠕动受迷走神经和交感神经控制。迷走神经兴奋，则肠蠕动增加；交感神经兴奋，则肠蠕动减少，过度兴奋，则可抑制肠蠕动。由于交感神经干及神经节位于腹膜后，故当腹膜后有血肿时，可压迫刺激交感神经使其兴奋，肠壁肌肉受抑制，肠蠕动减少或消失，从而产生肠麻痹。

826.为什么肠梗阻晚期患者不能作高压灌肠?

答：肠梗阻晚期患者由于梗阻部位以上的肠腔明显扩张，肠壁充血水肿变薄，如果进行高压灌肠，不但不能使梗阻有所改善，反而会刺激肠蠕动，增加梗阻部位肠腔内压力，十分脆弱的肠壁有可能因较强的肠蠕动而导致肠穿孔。

827.肠瘘患者非手术期间的护理要点有哪些?

答：1.心理护理。

2.引流护理。

3.瘘口堵塞的护理。

4.瘘口周围皮肤护理。

5.营养支持的护理（肠外营养支持、肠内营养支持）。

828.为什么急性阑尾炎患者有转移性右下腹痛?

答：急性阑尾炎早期的中上腹或脐周疼痛，是由内脏神经反射引起，而内脏神经所引起的疼痛与定位都不明显。转移性右下腹痛是由于炎症加重，炎症刺激浆膜层和壁层腹膜所致。壁层腹膜感觉受脊神经支配，痛觉敏感，定位明确，患者常能准确指出疼痛所在部位。

829.根据病理解剖学特征急性阑尾炎可分成哪几种类型?

答：1.急性单纯性阑尾炎。

2.急性化脓性阑尾炎。

3.坏疽性及穿孔性阑尾炎。

4.阑尾周围脓肿。

830.结肠造瘘口的护理方法是什么?

答：1.造瘘口开放前，注意肠端有无回缩、出血和坏死等。

2.当术后2～3 d肠蠕动恢复开放造口时，粪便稀薄，排便次数多，应取左侧卧位，注意将腹部切口与造口隔开。

3.由于粪便流出对腹壁皮肤刺激大，每次排便后应清洗消毒造口周围皮肤，并涂以复方氧化锌软膏保护，以凡士林纱布覆盖外翻的肠黏膜。

4.为防止造口狭窄，术后1周开始用手指扩张造口，动作宜轻柔，忌用暴力。

5.术后1周应下床活动，锻炼定时排便。

831.如何做好结、直肠癌根治术的术前肠道准备?

答：1.术前3 d少渣半流质，术前2 d流质，手术日晨前12 h禁食，4 h禁水。

2.按医嘱口服肠道抗菌药物。

3.术前第3 d、第2 d晚各口服50%硫酸镁30 ml，或术前1 d下午开始口服50%硫酸镁30 ml或蓖麻油30 ml，术前1 d下午开始口服结肠灌洗液500 ml加4倍水2 h内服完。

4.如有肠梗阻或年老体弱、心肾功能不全者不宜使用此法，应术前3 d每晚肥皂水灌肠1次，术前1 d晚清洁灌肠。

5.肌肉注射VitK。

6.术前1日午餐后0.5～2 h后口服20%甘露醇250 ml，半小时后口服葡萄糖氯化钠溶液，1 000～1 500 ml/h。

832.人工肛门术后健康教育应包括哪些内容?

答：1.饮食指导：注意个人卫生，避免进食过多的粗纤维食物，调节饮食使大便成形，必要时口服收敛药。

2.指导患者进行自我护理，如肛门袋的使用、局部皮肤的护理等，出院后造口每1～2周可扩张一次，持续2～3个月。

3.训练排便习惯，如为降结肠或乙状结肠造口术者，可定时反复刺激，养成良好的排便习惯。

4.适当掌握活动强度，避免过度增加腹压；指导患者可进行一般正常人的生活和社交活动。

5.会阴部切口用1∶5 000高锰酸钾溶液温水坐浴，如切口未完全愈合者应教会患者消毒切口及更换敷料。

833.直肠癌患者保留正常肛门的指征是什么？

答：1.直肠上段癌，距肛门10 cm以上。

2.应用直肠吻合器作经腹直肠癌切除，直肠和乙状结肠吻合，保留正常肛门。

834.结肠造口患者3～4 d未排大便应如何处理？

答：1.可插入导尿管，不超过10 cm，用液体石蜡油或肥皂水洗肠。

2.避免压力过大，以防肠道穿孔。

3.鼓励患者多吃新鲜蔬菜、水果，多运动。

835.如何做好门静脉高压患者的饮食指导？

答：1.进食高热量、丰富维生素的无渣软食，避免食用粗糙、坚硬、多刺、油炸、辛辣的食物。

2.少量多餐，饮食要有规律。

3.随时评估病情，未出现肝性脑病前，可摄取优质蛋白质（摄入量50～70 g/d）；有肝性脑病先兆，应限制蛋白质摄入（摄入量＜20 g/d）。

836.为什么胆道疾患疼痛可以反射到肩背部？

答：胆道疾患可累及膈肌、胆囊及肝包膜。膈神经起于脊神经的颈3、颈5，而颈3、颈5神经亦有分支支配背部，故当膈肌受到刺激时，可引起肩背部反射性疼痛。

837.何谓夏柯三联症？它是哪个疾病的典型表现？

答：夏柯三联症是指腹痛、寒颤与高热、黄疸。三者并存是结石阻塞胆总管继发胆道感染的典型表现。

838.急性梗阻性化脓性胆管炎引起感染性休克的原因是什么？

答：胆管梗阻发生严重感染后，胆管内充满脓性胆汁，压力不断增高，大量细菌和毒素沿胆管系统逆行扩散进入肝窦，并经肝静脉进入体循环引起感染性休克。

839.黄疸患者为什么常出现皮肤瘙痒？如何护理？

答：当胆管疾病发生阻塞性黄疸时，胆汁中胆盐沉积刺激，引起皮肤瘙痒。患者往往难以忍受而抓痒，易导致皮肤破损而继发感染。护理措施：①告知患者瘙痒的原因以及抓痒的危害，②为患者修剪指甲，③瘙痒难忍时用手掌轻轻按摩，帮助患者用温水或炉甘石洗剂擦洗，也可外用止痒药物或抗组胺药物。

840.作口服胆囊造影的护理准备有哪些?

答：1.造影前1 d午餐进高脂或肉类食物，刺激胆囊收缩，以排空胆汁，胆内压力降低，使含有造影剂的胆汁进入胆囊而显影。

2.造影前1 d晚餐进无脂饮食，从晚饭后1 h开始口服造影剂碘番酸钠，每隔5 min服0.5 g，共服6次，总量3 g，服后禁食。

3.准备及检查过程中禁服泻药。

4.检查日晨禁食，摄片前2 h灌肠，检查时备高脂餐。

841.为什么胆总管探查术后要安置T形管引流?

答：胆总管探查后，胆总管下端暂时性水肿不畅。因此，置入T形管引流可减低胆管内压力，防止胆汁外漏、感染及胆管狭窄，并可经T形管行胆道造影。

842.T形管引流期间应如何护理?

答：1.妥善固定：防止因翻身、搬动或起床活动牵拉而脱落。

2.保持引流通畅：避免受压，折叠、扭曲。

3.严格无菌操作，患者活动时引流袋位置低于腹部切口高度，防止胆汁反流逆行感染。

4.观察与记录：胆汁色、质、量，大小便颜色以及有无发热和严重腹痛。

843.T形管的拔管指征及拔管前的护理措施有哪些?

答：一般T形管放置10～14 d。如体温正常，黄疸消退，引流胆汁量逐渐减少，无结石残留，可考虑拔管。

拔管前先在饭前、饭后夹管（或抬高引流袋）1 h，如患者无不适主诉可适当增加夹管时间，1～2 h后可全日夹管。术后第14 d行T形管造影，造影后继续引流1～2 d可拔管。

844.如何做好T管留置患者的家庭护理指导?

答：1.避免提举重物或过度活动，防止T管脱出。

2.穿宽松衣服，避免盆浴，淋浴时可用塑料薄膜覆盖。

3.每日至少换药一次，局部用凡士林或氧化锌软膏，保持皮肤伤口清洁干燥。

4.每日同一时间倾倒引流液，观察色、量，并记录。

845.简述胆囊摘除、胆总管探查术后的健康指导。

答：1.忌进高脂、油腻食物，勿暴饮暴食、禁烟酒及刺激性食物。

2.进行T管留置家庭护理的指导。

3.如大便不成形或腹泻者，注意调整饮食，一般术后1个月此症状会慢慢消失。

4.注意休息。

846.为什么暴饮暴食及酗酒的人易患急性胰腺炎？

答：大量饮酒和大量进食脂肪、蛋白质类的食物，可刺激胰液大量分泌；若胰管有梗阻，则胰导管内压力增加，部分胰小管和胰泡破裂使胰液外溢而导致胰腺自身消化。乙醇的刺激，还可使胃、十二指肠、Vatel乳头水肿、肝胰壶腹括约肌痉挛，导致胰液排泄不畅，诱发急性胰腺炎。

847.诊断急性胰腺炎有价值的指标是什么？如何观察？

答：血液淀粉酶的测定是诊断急性胰腺炎有价值的指标，在发病后3～4 h开始升高，2～5 d内恢复正常，进行动态观察，正常值40～180 U（Somogyi法）有诊断意义。

848.急性出血性坏死性胰腺炎患者营养支持途径是什么？

答：胃肠外营养即给予静脉营养。

849.为什么脾切除后会发生脾热？

答：脾切除后，由于脾脏分离面渗血淤积膈下，这些积血的吸收可引起发热；有时发热是由于脾静脉及门静脉的血栓形成引起的；而术后膈下感染，也是引起发热的重要原因。

850.血栓闭塞性脉管炎的特征性临床表现是什么？

答：1.患肢远端有疼痛、发凉、麻木等异常感觉。

2.间歇性跛行。

3.静息痛。

颅脑疾病患者的护理（851～865题）

851.脑脊液鼻漏患者的护理措施有哪些？

答：1.取头高位，床头抬高15°～20°。

2.及时清除鼻内血和污垢，鼻孔处放置干棉球，浸透后及时更换，以便估计脑脊液漏出量。

3.禁忌作鼻道填塞、冲洗、滴药，严禁经鼻插胃管或鼻导管，禁作腰椎穿刺。

4.避免擤鼻涕、打喷嚏、剧烈咳嗽或用力排便。

5.按时应用抗生素。

852.哪些因素可引起颅内压增高？

答：1.脑组织体积增加，如各种原因引起的脑水肿。

2.脑脊液分泌和吸收失调，如脑积水。

3.脑血流量或静脉压持续增加，如颅内动静脉畸形、恶性高血压。

4.颅内占位性病变，如颅内血肿、肿瘤及脓肿等。

853.颅内压增高时主要有哪些临床表现？

答：颅内压增高后可出现头痛、呕吐及视神经乳头水肿3项主要表现。在生命体征变化中出现血压升高、脉搏缓慢有力和呼吸加深变慢，是颅内压增高的早期代偿表现。

854.颅脑手术后出现高热应采取哪些护理措施？

答：采用物理降温，必要时用冬眠低温疗法，护理包括：

1.患者安置单人房，降低室温。

2.给冬眠药物30 min后，加用物理降温。降温以每小时下降1℃，保持肛温32～34℃较为合适。

3.冬眠过程中必须观察意识、瞳孔、生命体征和神经系统征象。

4.液体输入量每日不超过1 500 ml。

5.预防肺和泌尿系统感染，防止冻伤与压疮。

6.若停止冬眠低温治疗，应先停止物理降温，然后停止用冬眠药物。

855.神经系统疾病患者出现瞳孔大小不等提示什么情况？

答：1.如果颅脑损伤的患者在伤后立即出现瞳孔扩大，以后无进行性增大，而意识清楚，这是动眼神经或视神经损伤的结果，不影响生命体征。

2.颅脑损伤患者在伤后逐渐出现瞳孔变化，伴有意识障碍加重，可能为小脑幕切迹疝。

3.若一直存在瞳孔小，光反应消失，瞳孔边缘不规则，为阿罗瞳孔，可在神经梅毒患者中见到。

4.由于其他原因而引起星状神经节麻痹或损伤时，可产生同侧瞳孔缩小，眼裂变小并充血，此间为Horner’s综合征。

5.颅脑外伤后，进行性意识障碍，生命体征改变，瞳孔大小多变、不等圆，为脑干损伤的特征。

856.何谓脑疝，如何抢救？

答：任何颅内占位性病变引起颅内压增高，均可推压脑组织由高压区向阻力最小的区域移位，可挤入颅内生理空间或裂孔，压迫脑干形成脑疝而危及生命。脑疝是一种危重的征象，应及时抢救，通知医师，快速静脉输入脱水药物以降低颅内压，必要时紧急手术治疗。

857.枕骨大孔疝的症状有哪些？

答：剧烈头痛，以枕部、颈上部为严重，伴颈项强直，呈后仰位。早期血压升高，脉搏呼吸缓慢，进而昏迷，双侧瞳孔散大，呼吸突然停止；以后血压下降，脉搏微弱，最终心跳停止。

858.颅内压增高的护理措施有哪些？

答：1.保持患者安静，劝告患者卧床休息。

2.密切观察患者的意识、瞳孔、生命体征和肢体活动的变化。

3.如有阵发性剧烈疼痛、频繁呕吐，往往是脑疝的前驱症状，应加强观察，及时通知医生。可应用脱水剂，禁用哌替啶（度冷丁）、吗啡及冬眠药物。

4.保持大便通畅，禁忌灌肠，防止用力排便，以免增加颅压。

5.禁做腰椎穿刺，如必要时，脑脊液须缓慢滴出，对患者严密观察。

6.注意营养。如患者呕吐剧烈，应予补液，急性期应限制液体及钠盐入量。成人每日输入量不超过1 500 ~ 2 000 ml，输入速度要慢而均匀，每分钟15 ~ 30滴。

859.硬膜外血肿患者典型的意识变化是什么？

答：患者在原发性意识障碍之后，经过典型的中间清醒期，再度出现意识障碍，并渐渐加深，是硬膜外血肿的典型发展过程。

860.试述脑外伤时应用脱水剂的作用及注意点。

答：颅脑外伤的病员在抢救治疗中，常用的脱水剂有甘露醇、山梨醇等，静脉快速注射后，血中浓度迅速增高，产生一时性血中高渗压，将组织间隙中水分吸入血管中；由于脱水剂在体内不易代谢，仍以原形经肾脏排泄而利尿，能使组织脱水。颅脑外伤使用脱水剂后可明显降低颅内压力，一般注射后10 min可利尿，2 ~ 3 h血中达到高峰，维持4 ~ 6 h。应用脱水剂要掌握滴速，一般250 ml应在15 ~ 30 min内滴完。过度脱水可因有效血容量不足而导致血压下降，应予注意。

861.头皮血肿分成哪几种类型?

答：1.皮下血肿。

2.帽状腱膜下血肿。

3.骨膜下血肿。

862.颅底骨折患者的护理应注意什么?

答：颅底骨折患者的护理应着重于预防及控制颅内感染：

1.脑脊液鼻漏及耳漏时，可头枕消毒棉垫。禁填塞、冲洗、滴入药液；禁擤鼻涕，打喷嚏或咳嗽；禁做腰穿，以免引起逆行感染。经常保持耳、鼻腔清洁。患者卧位时应将床头抬高15°~20°。

2.给予抗菌药物。

3.若1个月以后仍不愈，应开颅修补硬脑膜。

4.对颅神经损伤，可给神经营养及血管扩张药物。

863.何谓脑震荡?

答：脑震荡是指头部遭受暴力打击后，即刻发生的中枢神经系统一时性功能障碍，而病理解剖无明显变化。它可以单独发生，亦可与其他颅脑损伤同时发生。临床表现有头痛、头晕、耳鸣、记忆力减退、注意力不集中、失眠、意识障碍、近事遗忘等，而神经系统检查均正常，CT扫描有时可见阳性。

864.如何脑卒中?

答：各种原因引起的脑血管疾病急性发作，造成脑的供应动脉狭窄或闭塞以及非外伤性的脑实质性出血，并引起相应临床症状及体征，称为脑卒中。包括缺血性脑卒中和出血性脑卒中。

865.脑室引流患者的护理要点有哪些?

答：1.引流管的开口高出侧脑室水平的10~15 cm，以维持正常的颅内压。

2.观察引流速度， 每日引流量不超过500 ml。

3.注意观察脑脊液的性状，是否透明，有无沉淀。

4.保持引流管通畅。

5.每日定时更换引流瓶，记录引流量，严格执行无菌操作。

6. 拔管护理：拔管前1 d，可试行抬高引流瓶或夹管，观察患者有无颅内压增高症状，如果患者出现头痛、呕吐，立即开放夹闭的引流管；拔管后切口处有脑脊液漏出，应通知医师缝合。

胸部损伤患者的护理（866～878题）

866.何谓叫心包填塞?

答：血液和其他体液聚集在心包腔内造成积血或心包积液，称为心包填塞。它可压迫心脏，影响静脉血回流，使心脏输出量减少，患者出现气促、咳嗽、发绀、水肿、心悸、烦躁等临床表现，严重时可发生心源性休克。

867.心包填塞如何处理?

答：立即行心包穿刺，抽出积血、积液，以减轻症状。如症状不能缓解时，要打开胸腔，切开心包，清除血块，寻找出血点，进行止血；在心包腔内置引流管，保持引流通畅；给予抗生素，以防止化脓性心包炎的发生。此外，根据需要给予输血及其他控制休克的措施。

868.纵隔摆动是怎样产生的?

答：开放性气胸的患者，胸腔经胸壁伤口与外界相通，空气可随呼吸运动自由进出胸膜腔，伤侧胸膜腔内负压消失，压力与大气压相同，引起伤侧肺萎缩，而健侧胸膜腔仍为负压，吸气时负压增大。由于两侧胸膜腔压力不平衡，压力差大，纵隔向健侧移动，使健侧肺也部分压缩，呼气时两侧胸膜腔压力差减小，纵隔又向中线返回。这种纵隔随呼吸运动而来回摆动称之为纵隔摆动。

869.何谓反常呼吸?

答：多根、多处肋骨骨折时，胸壁失去支撑，局部软化浮动，当吸气时，未受伤的胸壁向外扩张，软化区的胸壁反而内陷。呼气时，未受伤的胸壁下落，软化区的胸壁反而向外突，这种与正常呼吸相反的呼吸运动称为反常呼吸。

870.为什么全肺切除术后胸腔引流管需间断开放?

答：间断开放引流管以调节压力，逐量引流，防止气管及纵隔移动。开放时护士要守候在病员床旁，离开时钳夹引流管，以免突然引流量过多，造成气管及纵隔骤然移位而引起休克。

871.胸腔引流管不畅的原因是什么?

答：1.引流管内有血块或脓块阻塞。

2.引流管过软而被压导致引流不畅。

3.玻璃接管内径太细，易被血块堵塞。

4.引流管在包扎胸带时被扭曲，引起堵塞。

5.引流管安置部位不当，如安置过低时，膈肌上升压迫引流管，使其扭曲，则不能将液体引出。

6.已扩张的肺堵住引流管管口。

872.简述胸腔引流管（简称胸管）护理的重要性。

答：胸管放置的目的在于引流胸膜腔内积血、积液，恢复胸腔内的负压以利肺扩张，为此血气胸及开胸术后的患者均需安置胸管，使胸腔内积气、积液能及时排出，从而达到恢复胸腔负压的目的。脓胸患者放置胸管，则是控制感染的重要措施之一。不论哪种情况，放置胸管的患者，均应严密观察，保持引流通畅，并尽快使胸腔内压力恢复到负压状态。

873.为什么胸腔积血往往不凝固?

答：主要原因是血液在胸膜腔内，由于膈肌、心脏和肺的不断运动，血液中纤维蛋白原迅速变成纤维蛋白，附于胸膜表面。因此，胸腔内血液经过去纤维蛋白作用后，往往不凝固。

874.如何观察术后胸腔内有无活动性出血?

答：术后必须严密观察生命体征，保持胸腔引流管通畅，一般开胸术后24 h引流量为500 ml左右。如发现下列情况，须警惕胸腔内有活动性出血。

1.如连续3 h，每小时血性引流液超过200 ml，并进行性增多者。

2.术后患者出现面色苍白、烦躁不安、出冷汗、脉搏细速、呼吸困难、中心静脉压下降，尿量减少。

3.胸片示胸腔有明显积液，严重者可出现气管、纵隔、心脏移位，呼吸音减低。

4.经快速输血补液后休克症状无改善者。

如出现上述情况，应考虑有胸腔内出血倾向，要立即报告医生，严密监护患者，保持引流通畅，及时输血、输液，并做好剖胸止血的术前准备。

875.创伤性气胸可分为哪几类?

答：1.闭合性气胸：伤后伤口迅速闭合，胸膜腔与外界不相通。

2.开放性气胸：胸膜腔经胸壁伤口与外界大气直接沟通，空气可以通过胸壁伤口随呼吸自由出入胸膜腔内。

3.张力性气胸：又称高压性气胸，常见于较大肺泡破裂或肺裂伤或支气管裂伤，裂口与胸膜腔相连，形成活瓣。吸气时，空气从裂口进入胸膜腔内，而呼气时，活瓣关闭，空气只能进入而不能排出，使胸膜腔内压力不断增高，压迫伤侧肺，将纵隔推向健侧。

876.简述胸膜闭式引流患者的护理应要点。

答：1.保持管道的密闭和无菌。

2.有效体位即取半卧位。

3.维持引流通畅：水封瓶液面应低于引流管胸腔出口平面60 cm，任何情况下，不应高于患者胸腔，防止引流液逆行感染，定期挤压引流管（30～60 min挤1次）。

4.妥善固定，防止滑脱。

5.观察引流液的色、质、量，正确记录。

6. 24 h引流量＜50 ml，X线胸片示肺膨胀良好、无漏气，患者无呼吸困难，即可拔管，嘱患者先深吸气后屏气拔管，用凡士林纱布覆盖，宽胶布密封，胸带包扎1 d。

7.拔管后观察患者有无胸闷、呼吸困难、皮下气肿等症状，第2 d更换伤口敷料。

877.如何做好痰液较多患者的体位引流?

答：1.体位引流即患者取一定体位，使肺内病灶部位于高处，头朝下，利用重力原理，使分泌物顺支气管开口方向由小支气管经支气管而至气管，以咳嗽及吸痰方式排出。

2.通常每日查房前及睡前进行，每次10～20 min，指导患者用鼻缓缓地吸气，缓缓地呼气，有助于拓宽气道，护理人员可顺引流方向轻轻拍患者背部，使分泌物顺利排出。咯血或生命体征不稳定时，禁忌行体位引流。

878.如何指导肺部手术后患者功能锻炼?

答：1.进行腹式深呼吸运动，增加肺通气量，改善肺功能。

2.练习吹气球或使用深呼吸训练器，可使肺充分膨胀。

3.进行四肢活动，抬臂、抬肩、举手过头达对侧肩部，促使术侧肩关节功能康复。

泌尿系统疾病患者的护理（879～886题）

879.简述膀胱镜检查的目的。

答：膀胱镜检查是泌尿外科重要的检查方法，不但可以直观膀胱、前列腺和尿道病变，钳取活组织，电灼肿瘤，还能通过双侧输尿管插管，进行双侧肾盂输尿管造影检查。

880.膀胱镜检查后应采取哪些护理措施?

答：膀胱镜为有创性检查，可能引起局部损伤、出血和感染等并发症。应告知患者所发生的情况，减轻恐惧心理，指导患者卧床休息，多饮水以达到冲洗尿道的目的；注意观察血尿变化，适当服用止痛药物，常规服用抗生素。

881.何谓尿失禁？临床是如何分类的?

答：尿失禁是指膀胱内尿液不能控制而自行排出。临床分类如下：

1.真性尿失禁：由于膀胱或尿道括约肌失去收缩功能，导致尿液不随意流出，膀胱空虚无尿。

2.假性尿失禁：由于膀胱过度充盈，膀胱内压力超过尿道阻力，迫使少量尿液自尿道口溢出。

3.压力性尿失禁：由于膀胱支持组织和盆底肌肉松弛，当腹压增加可发生一过性的少量尿液不随意流出。

882.如何指导泌尿系统疾病患者饮水?

答：泌尿系统炎症、结石或作各种造口引流尿液的患者，都应鼓励多饮水，使泌尿与排泄增多，可起到冲洗泌尿系统、稀释尿液、减轻炎症和减少结石形成的作用。成人尿量应>1 500 ml/d。但对静脉肾盂造影（IVP）检查前，应嘱患者严格禁水12 ~ 16 h。

883.预防泌尿系结石的护理措施有哪些?

答：1.养成每日多饮水的习惯。

2.治疗尿路梗阻的疾病如尿道狭窄，前列腺增生等。

3.积极治疗尿路感染。

4.长期卧床患者勤翻身，多活动。

5.根据结石成分选择合适饮食，以调节尿液的pH值。

884.经尿道前列腺电切术（TUR-P）后护理措施有哪些?

答：1.注意观察患者的生命体征。

2.保持三腔气囊导尿管的有效性。

3.维持膀胱冲洗通畅。

4.观察尿量，准确记录出入量。

5.观察有无TUR–P综合征以及有无感染发生。

885.嗜铬细胞瘤手术时为什么要注意血压变化?

答：嗜铬细胞瘤能分泌大量的儿茶酚胺，包含去甲肾上腺素和肾上腺素，可引起严重的高血压、高血糖和高代谢表现。当探查和分离肿瘤时，血中儿茶酚胺浓度增高，血压突然急剧上升，可能会发生高血压危象，当肿瘤切除后，血中儿茶酚胺浓度下降，血管扩张，血压又剧降，所以术时要密切观察血压变化。

886.前列腺摘除患者为什么要做膀胱冲洗?

答：前列腺摘除后，手术野易出血，有时带血块，可堵塞尿道引起感染，因此回病区后应根据需要作持续或间断膀胱冲洗，同时借膀胱冲洗可观察术后手术野出血情况。

骨科患者的护理（887～906题）

887.骨科牵引术有哪几类?

答：1.皮肤牵引：胶布牵引，海绵带牵引。

2.兜带牵引：枕颌带牵引，骨盆带牵引，骨盆悬吊带牵引。

3.骨牵引：把不锈钢穿入骨骼坚硬部位，直接牵拉骨骼。

888.骨折牵引治疗时牵引重量如何测定?

答：骨折牵引有2种：

1.皮肤牵引：通常只适用于小儿和老人的骨折，或用于纠正肢体挛缩。牵引重量一般不超过3～4 kg。

2.骨牵引：用于周围肌肉丰满、肌力强大，难以徒手牵引复位者。一般牵引重量：股骨骨折为体重的1/7～1/10，小腿骨折为体重的1/10～1/15，上臂骨折为体重1/15～1/20。

889.骨筋膜室综合征的临床表现是什么?

答：骨筋膜室综合征：临床表现为患者持续性剧烈疼痛、进行性加重，麻木，肤色苍白；肢体活动障碍，被动活动时引起剧痛。其原因常为骨折出血导致的血肿或血液积聚及组织水肿、局部包扎过紧或石膏压迫。若不及时处理，在4～6 h之内即可出现神经和肌组织损害；24～48 h可造成肢体缺血性肌痉挛、坏疽；若大量毒素进入血循环，可并发休克、感染或急性肾衰竭。因此，一旦明确诊断，应立即作筋膜切开减压术。

890.骨牵引的护理要点有哪些?

答：1.保持牵引的有效性。

2.穿针处皮肤应保持清洁，预防感染。

3.定时测量肢体的长度。

4.牵引重量一般为体重的1/12～1/7。

5.预防并发症，如足下垂、皮肤水疱、溃疡、压疮、肺炎、感染、便秘、血栓性静脉炎等。

891.石膏固定术常见并发症有哪些？如何预防?

答：1.并发征：

(1)骨筋膜室综合征：骨筋膜室压力增高，导致肢体缺血坏死。

(2)压疮。

(3)废用性骨质疏松、关节僵硬。

(4)化脓性皮炎。

(5)石膏综合征：上石膏背心者由于上腹部包扎过紧，可致腹泻、呕吐等。

2.预防：石膏绷带包扎松紧适宜，压力均匀，固定前局部清洁，仔细观察肢体远端血运、感觉、运动情况和石膏边缘皮肤情况，注意保暖，指导患者加强固定部位功能锻炼。

892.骨折的处理原则是什么?

答：复位、固定、功能锻炼。

893.骨折后肌肉锻炼方式有哪些?

答：1.等张运动：是一种对抗固定阻力的运动。肌肉的长度、速度改变，阻力不变，如举杠铃。

2.等长运动：是一种肌肉对抗无限阻力收缩的运动。其肢体相对位置及肌肉长度不变，产生力量改变，如被石膏固定的下肢肌肉，用力收缩股四头肌及腓肠肌。

3.等速运动：由计算机程序控制装置提供一个相应阻力，维持关节肌肉在设定速度下进行运动。

894.如何指导骨折患者进行功能锻炼?

答：骨折后的功能锻炼分为3个阶段：

1.早期：伤后1～2周内，骨折上、下关节暂不活动，指导患者进行肌肉自主收缩和放松的等长运动，但身体其他关节均需要进行锻炼。

2.中期：伤后3～10周，除继续进行患肢肌肉等长舒缩活动外，逐渐活动患肢的上、下关节，动作缓慢，活动范围由小到大。

3.后期：骨折临床愈合后，应加强患肢关节的主动活动锻炼。

895.试述功能锻炼的基本原则。

答：1.凡不被限制活动的部位都要进行功能锻炼。

2.患者在医护人员的指导下进行功能锻炼，尽早开始，以患者主动活动为主，被动活动为辅。

3.循序渐进，活动量由小到大，活动范围逐渐加大，时间由短到长。

4.功能锻炼应不使患者感到疲劳，不使患病处疼痛。

5.影响治疗效果的活动应禁止。

896.脊髓损伤后常见有哪些并发症？如何预防？

答：1.压疮：应加强骨隆突处皮肤护理。

2.泌尿系感染：做好留置导尿的护理和膀胱冲洗护理，保持会阴清洁，鼓励多饮水，体外按摩膀胱排尿等。

3.肺部感染：定时深呼吸及有效咳嗽、翻身拍背，痰液黏稠时及时雾化吸入，对分泌物多而不易排出者，应早期气管切开。

897.为何颈椎骨折患者要特别注意呼吸？

答：颈椎骨折常合并脊髓损伤，如在颈椎4～5平面，则肋间神经完全麻痹，仅靠膈肌运动来完成呼吸，气体交换量大幅度减少，肺和气管内分泌物不易咳出，易引起呼吸衰竭，甚至窒息而死亡。如损伤平面在颈3以上，则膈神经也完全麻痹，更易发生呼吸衰竭，如伤及延髓，患者迅速死亡。

898.脊柱骨折患者什么时候才可以坐起或下地？

答：如为稳定型骨折，需待骨折愈合，周围韧带、软组织修复牢固后（一般为4～6周）才能坐起或下地。如为不稳定型骨折，则需3个月左右。如行融合术者，须经X片证实融合良好后（一般为3个月左右）方能坐起或下地活动。

899.为什么下肢牵引患者要抬高床脚？

答：因为抬高床脚是以体重作为重力，保持反牵引作用，使力点在一直线上。床脚抬高一般要求25°～30°。

900.外伤性截瘫患者翻身时应注意什么？

答：截瘫患者因脊柱损伤，忌作脊柱前屈（屈曲性损伤）或后伸（伸展型损伤）及扭转动作。翻身必须动作协调，注意肩部、臀部一齐转动。颈椎损伤者下颌对准胸骨，头与肩一齐转动。胸腰部损伤者应保持伸直位，不要扭转；平卧时腰部应垫一软枕，保持脊柱过伸位；侧卧时应在背部放置软枕，两膝间以软枕垫妥，不使关节处相互挤压和摩擦，骨隆突处均应放衬垫。

901.截瘫患者易发生哪些并发症?

答：压疮、尿路感染、肺部感染、关节强直及肢体畸形。

902.怎样观察肢体的末梢血运?

答：应经常观察指、趾、皮肤的颜色、温度、动脉搏动、肢体肿胀程度、运动能力、皮肤知觉及疼痛的程度。如出现指、趾发绀、苍白、温度降低、不能主动运动、皮肤知觉减退和消失、持续性剧烈疼痛、毛细血管反应消失等现象，都说明血运不好。

903.肩周炎的处理原则是什么?

答：肩周炎能自然愈合，约需1年，但必须配合功能锻炼并以主动锻炼为主，否则即使自愈，也将留下不同程度的功能障碍，故功能锻炼要贯穿于治疗的全过程，同时早期给予理疗、针灸，疼痛严重者可痛点封闭。

904.髋关节脱位患者手法复位后的处理原则是什么?

答：复位后用持续皮肤牵引固定患肢于伸直、外展位3周，3周后开始活动关节，4周后扶双拐下地活动，3个月内患肢不负重。

905.腰椎间盘突出症患者有哪些症状和体征?

答：1.症状：腰痛、坐骨神经痛、马尾神经受压症状——鞍区感觉迟钝，大小便功能障碍。

2.体征：腰椎侧突，腰部活动受限，压痛、直腿抬高试验阳性。感觉、肌力、腱反射改变：如腰5神经根受损引起的小腿感觉、肌力、腱反射的改变。

906.常见的骨肿瘤有哪些?

答：骨软骨癌、骨巨细胞瘤、骨肉瘤。

其 它

急诊管理与急救护理（907～926题）

907.试述预检分诊的方法。

答：看：主要看患者的精神、神态、步态、表情、皮肤与面色等。

问：主要问病史和接触史，症状和相关症状。

听：听取患者或家属的主诉。

查：根据不同的病史，查体温、脉搏、呼吸、瞳孔并进行必要的初步体格检查；根据预检印象进行分科挂号，安排就诊。

908.中暑急救原则?

答：中暑的急救原则为尽快使患者脱离高温环境、迅速降温和保护重要脏器功能。

909.重度中暑患者如何降温?

答：给予物理降温和药物降温2种。

1.物理降温：

(1)环境降温：20～25℃房间内。

(2)体表降温：冰帽，用40%～50%乙醇或冰水擦拭全身皮肤；浸浴在4℃冰水中。

(3)体内降温：4～10℃的5%葡萄糖盐水1 000 ml经股动脉注入体内或经胃管注入胃内。

2.药物降温：

(1)氯丙嗪。

(2)地塞米松。

(3)人工冬眠。

910.休克的急救护理要点有哪些?

答：1.维持生命体征平稳。

2.密切监测病情：观察生命体征、神志、尿量等的变化；监测重要生命器官的功能。

3.开放静脉通路，进行扩容治疗。

4.应用血管活性药物的护理：根据血压调节滴速；防止药物外渗；注意保护血管，每24h更换输液管，输液肢体适当制动。

5.预防感染。

6.心理护理。

911.试述重度中暑的临床表现。

答：循环衰竭型：以眩晕昏倒、冷汗、血压偏低为主。

痉挛型：四肢骨骼肌痛性痉挛伴有明显失水。

日射型：剧烈头痛、头晕、呕吐甚至昏迷、惊厥。

高热型：以高热（肛温40℃）、神志模糊、谵妄为主。

临床上往往四型症状混合出现，而发病时所处环境温度、湿度及辐射程度不可忽视。

912.多发性创伤的病情观察要点有哪些?

答：1.充分了解受伤经过，分析受伤机制。

2.生命体征观察：立即检查患者意识、测量呼吸、血压、脉搏、体温等，特别注意意识水平、瞳孔大小及对光反应、四肢活动和胸腹呼吸情况，尽快确诊有无致命伤，如上呼吸道阻塞、张力性气胸、出血性休克、脑疝、心包填塞等。

3.全身情况观察：脱去全部衣服查看伤势，在初步诊断和处理基础上，迅速对伤者从头至脚进行重点检查，对伤情作出全面、正确的评估。

913.心肺复苏的原则是什么?

答：1.立即进行（在15～30 s内），因人脑耐受循环停止的临界时限为4～6 min（WHO），大脑缺氧后造成的损害是不可逆的，超过时限可造成终身残疾或复苏失效。

2.就地抢救，避免因搬动而延误抢救时机。

3.人工呼吸和胸外心脏按压同步进行。

914.心肺复苏的有效指针有哪些?

答：1.能扪到大动脉搏动，收缩压8 kPa（60 mmHg）以上。

2.面色、口唇、甲床及皮肤等色泽转红。

3.散大瞳孔出现缩小。

4.呼吸逐渐恢复。

5.意识逐渐恢复，昏迷变浅，可出现反射或挣扎。

6.心电图波形有改变。室颤波由细小变为粗大，甚至恢复窦性心律。

以上指标只要有1～2项出现，就不要放弃抢救，不可强求上述指标同时出现。

915.简述心肺复苏初期处理的A、B、C三步骤。

答：A、B、C三步骤必须依次进行。

A(胸外心脏按压)：①按压部位：两乳头连线中点，胸骨中下1/3处。②按压手法：一手掌根部放于按压部位，另一手平行重叠于此手背上，手指并拢，只以掌根部接触按压部位，双臂位于患者胸骨的正上方，双肘关节伸直，利用上身重量垂直下压。③按压幅度：按压深度婴儿4cm，其他人至少5cm，儿童和婴儿至少为胸部前后径的1/3，并保证每次按压后胸廓回弹。④按压与放松时间比为1∶1。⑤按压频率：100次/min。⑥胸外按压：人工呼吸和胸外心脏按压同时进行，单人施救按压与呼吸比为30∶2；双人施救：成人30∶2，儿童和婴儿15∶2，新生儿3∶1（如果考虑是心脏源性心脏骤停，为15∶2)；按压间断不超过10s，检查脉搏不应超过10s。

B(开放气道)：患者置于硬板床上取仰卧位，判断无义齿，头偏向一侧，清理口鼻分泌物，头复位，仰头抬颌法，开放气道。

C(人工呼吸)：①口对口人工呼吸：a.在患者口鼻部盖一单层纱布；b.抢救者用保持患者头后仰的拇指和示指捏住患者鼻孔，深吸一口气，屏气，用力吹气，使胸廓扩张；c.吹气闭，松开捏鼻孔的手，观察胸部复原情况，每次吹气时间不超过2s。②应用简易呼吸器：将简易呼吸器连接氧气，氧流量8~10L/min，一手以“EC”手法固定面罩，另一手挤压简易呼吸器，每次送气400~600ml，通气频率10~12次/min(6s一次)。操作5个循环后再次判断颈动脉搏动及人工呼吸10s，如已恢复，进行进一步生命支持；如颈动脉搏动及人工呼吸未恢复，继续上述操作5个循环后再次判断，直至高级生命支持人员及仪器设备的到达。

916.使用人工呼吸器的注意事项有哪些?

答：1.严密观察病情：除生命体征、神经精神症状外，重点观察呼吸情况，包括呼吸频率、胸廓起伏幅度、呼吸肌运动、有无呼吸困难、自主呼吸与机械呼吸的协调等。定时监测血气分析。综合患者的临床表现和通气指标判断呼吸机治疗的效果。

2.加强气道管理：及时清除呼吸道分泌物。做好呼吸道湿化，防止痰液黏稠，保持呼吸道通畅。

3.做好生活护理：定时翻身拍背，防止阻塞性肺不张和压疮。昏迷患者注意防止眼球干燥、污染或角膜溃疡，加强口腔护理，预防口腔炎发生。

4.心理护理。

5.及时处理人机对抗。

917.简述电击复律的原理及临床应用范围。

答：电击复律的原理是应用高能短时限的脉冲电流通过心脏，使所有心肌全部除极，重新建立心肌纤维的统一性，使其恢复窦性节律。常用于室颤、房颤、各种心动过速等。

918.淹溺的急救措施有哪些?

答：1.立即清除口鼻腔内的污泥与杂草等，将舌牵至口外，取下假牙，松解领口、腰带及紧身内衣，牙关紧闭者应设法撬开，保持呼吸道通畅，取仰头抬颌法。

2.迅速将淹溺者呼吸道和胃内的积水倒出来；取膝顶法或肩顶法使淹溺者头胸部保持下垂位置，以利于积水排出。

3.立即进行心肺复苏。

919.食入性中毒常用排毒方法有哪些?

答：1.催吐：服毒时间在4～6 h内嘱患者适量饮温开水或盐水，并刺激其呕吐，直至吐出物为清水为止，小儿、昏迷、呼吸抑制者禁用。

2.洗胃：尽早彻底清除胃内毒物，洗胃越早越好。

3.导泻或灌肠：在催吐，洗胃之后进行，使进入肠道毒物尽量排出。

920.试述洗胃的目的及禁忌症。

答：1.目的：

⑴清除胃内毒物或有害物质，避免毒素吸收。

⑵将胃内滞留的食物排出，减轻胃粘膜水肿。

⑶用于胃手术或检查的准备。

2. 禁忌证：强腐蚀性毒物（强酸、强碱）中毒、肝硬化伴有食管静脉曲张、近期内有上消化道出血及胃穿孔等禁忌洗胃。

921.洗胃操作的注意事项有哪些?

答：1.插管时动作要轻快，切勿损伤患者食管及误入气管。

2.患者中毒物性质不明时，及时抽取胃内容物送检，应用温开水或生理盐水洗胃。

3.患者洗胃过程中出现血性液体，立即停止洗胃。

4.幽门梗阻患者，洗胃宜在饭后4～6 h或者空腹时进行，并记录胃内潴留量，以了解梗阻情况，供补液参考。

5.吞服强酸、强碱等腐蚀性毒物患者，切忌洗胃，以免造成胃穿孔。

6.及时准确记录灌注液名称、液量，洗出液量及其颜色、气味等洗胃过程。

7.保证洗胃机性能处于完好备用状态。

922.常用洗胃溶液有哪些?

答：1. 温开水：用于毒物不明的中毒、敌百虫中毒。

2. 1%盐水：用于敌百虫中毒。

3. 生理盐水：用于硝酸银、砷化物、DDT、六六六中毒。

4. 10%活性炭：用于河豚毒、生物碱中毒。

5. 1：5 000～1：20 000高锰酸钾：用于巴比妥类、阿片类、士的宁、砷化物、氢化物、磷等中毒。

6. 0.3%过氧化氢：用于阿片、士的宁、氢化物、磷及高锰酸钾中毒。

7. 1%～5%碳酸氢钠：用于有机磷、氯化钡、碘、汞、砷等中毒。

923.昏迷患者洗胃的注意点有哪些?

答：为昏迷患者洗胃时要谨慎细致，采取左侧卧位，用开口器张开患者口腔，置牙垫于患者上下磨牙之间，严防液体吸入气管。

924.为什么敌百虫中毒不能用碱性溶液洗胃?

答：敌百虫遇碱性物质后可分解出毒性更强的敌敌畏。

925.哪几种有机磷农药中毒禁用高锰酸钾洗胃？为什么?

答：1 065、1 069、乐果等有机磷中毒后禁用高锰酸钾溶液洗胃。因其可被高锰酸钾溶液氧化生成毒性更强的物质。

926.具有氧化和解毒功能的洗胃液是什么？常用浓度为多少?

答：具有氧化和解毒功能的洗胃液是高锰酸钾溶液。常用的浓度为1：5 000～1：20 000。

妇产科护理（927～946题）

927.何谓流产？流产分几类?

答：妊娠28周以前终止妊娠，胎儿体重＜1 000 g，身长少于35 cm者称为流产，主要临床表现为阴道流血和腹痛。流产可分为先兆流产、难免流产、不完全流产、完全流产、稽留流产、习惯性流产和感染性流产。

928.流产的临床特征及治疗原则是什么?

答：1.先兆流产：特征为阴道流血少，轻度腹痛，宫口关闭，子宫大小与停经月份相符，尿妊娠试验阳性。治疗原则：保胎。

2.难免流产和不全流产：特征为阴道流血多，腹痛加重，宫口开大，妊娠无法继续维持。不全流产者可有胎儿及部分胎盘排出，子宫收缩不良，血流不止。治疗原则：及早清除宫腔内容物。

3.稽留流产：特征为胎儿死亡未排出，子宫较妊娠月份小，质不软，早孕症状消失，尿妊娠试验由阳性转为阴性。治疗原则：清除宫腔内容物。

929.试述胎盘的组成与功能。

答：胎盘由羊膜、叶状绒毛膜和底蜕膜组成。

其主要功能是：

1.气体交换：保证胎儿供氧。

2.供给营养：胎儿生长发育所需营养物质。

3.排出胎儿体内代谢产物：胎儿代谢产物经过胎盘渗入母血而排出。

4.防御功能：防止一般细菌和其他病原体直接通过。

5.内分泌功能：分泌绒毛膜促性腺激素、雌激素、孕激素、生乳素。

6.免疫功能：母体对胎儿组织有免疫耐受性。

930.第一产程的观察要点有哪些?

答：1.观察血压：每4 h测一次血压。

2.观察合并症征象：如头晕、眼花、头痛、呕吐、上腹部痛、异常宫缩（持续时间长，收缩过频）、子宫过度坚硬、下腹部持续疼痛、烦躁不安、呼吸困难、抽搐等。

3.观察有无阴道流血：阴道流血与临产见红不同，阴道流血多为鲜红色，量多于月经，不含黏液，应予鉴别，及时与医生联系，排除前置胎盘、胎盘早剥等。

4.观察膀胱充盈及排尿量：每2～4 h排尿一次，防止膀胱膨胀影响胎头下降。

5.观察胎心音：正常胎心音120～160次/min，每隔1 h听一次胎心音，每次听1 min，并记录。胎心音＞160次/min或＜120次/min，不规律时警惕胎儿窘迫，及时给产妇吸氧，并通知医生。

6.观察子宫收缩：宫缩时子宫体变硬，间歇时变软，每次观察3次以上宫缩，记录其周期，维持时间的规律性、宫缩后子宫放松等情况。

931.子宫先兆破裂的临床表现及护理要点有哪些？

答：1.临床表现：子宫收缩强烈，出现病理性缩复环，子宫阵缩时呈葫芦状，环形凹陷部位逐渐上升平脐或脐部以上，子宫下段压痛明显。产妇烦躁不安，呼吸急促，脉搏加速，可出现血尿，胎动频繁，胎心音快而不规则。

2.护理要点：

(1)停止使用催产素。

(2)立即设法抑制宫缩，遵医嘱应用镇静剂等。

(3)切勿从阴道娩出胎儿。

(4)迅速输液、输血、吸氧及手术准备。

(5)如有血尿，术后应留置导尿。

(6)控制感染，纠正酸中毒。

932.何谓妊高征？

答：孕20周后发生高血压、水肿和蛋白尿综合征称为妊高征。其病理生理改变为全身小动脉痉挛，严重时可出现抽搐、昏迷、肾功能不全、肾衰竭、脑出血、胎盘早剥及DIC等，危及母儿生命。

933.妊高征应用硫酸镁治疗时的注意事项有哪些？

答：1.肌内注射时应选用7～8号长针头作深部肌内注射，左右臀部交替注射。

2.静脉滴注时，滴速为1 g/h，并作醒目标记，密切观察。

3.有下列情况之一，应考虑硫酸镁中毒，立即停用药：

(1)膝跳反射消失。

(2)24 h尿量＜600 ml，每小时＜25 ml。

(3)呼吸＜16次/min。

(4)全身肌张力减退。

4.发现硫酸镁中毒症状，用10%葡萄糖酸钙溶液10 ml+25%葡萄糖溶液20 ml缓慢静推（5 min以上）以解毒。

934.产后出血的定义及护理有哪些？

答：1.定义：产后24 h内阴道出血量达500 ml以上者为产后出血，可因胎盘滞留或残留、子宫收缩乏力、软产道撕裂、凝血功能障碍引起。

2.护理：

(1)平卧，吸氧，保暖，准备输液、配血、输血、急救物品，正确测量出血量。

(2)严密观察心律、呼吸、血压及阴道出血等，发现脉搏细弱、血压下降、呼吸急促、面色苍白等立即报告医生。

(3)子宫收缩乏力者，立即腹部按摩子宫，待子宫收缩好转，出血控制后停止，遵医嘱正确使用宫缩素。

(4)子宫收缩良好仍出血，应检查软产道是否损伤，寻找出血原因，对症处理。

(5)血止后在产房观察2 h，观察宫缩、阴道流血及全身一般情况，送休养室床边交班，继续观察24 h出血量。

935.会阴切开缝合术的目的及适应证是什么?

答：1.目的：避免会阴过度扩展，减少可能导致的泌尿生殖膈及盆膈的肌肉、筋膜的裂伤以及日后瘢痕组织的形成；减轻因盆底组织松弛而导致的前后阴道壁脱垂、膀胱直肠膨出、甚至子宫脱垂等。

2.适应证：会阴过紧、弹性差；胎儿过大；准备用产钳、胎头吸引器及臀位助产的初产妇；缩短第二产程者，如：胎儿窘迫症、妊高征、心脏病、高度近视眼、慢性肾炎、肺结核、早产等。

936.产后膀胱充盈的危害性有哪些？为什么产后容易发生尿潴留?

答：1.产后膀胱充盈的危害性：影响子宫收缩，使胎盘剥离面血窦开放，引起产后出血。

2.产后易发生尿潴留的原因：

(1)产后腹壁松弛，膀胱肌力降低。

(2)分娩时第二产程延长，胎先露压迫膀胱后壁，膀胱三角区黏膜充血水肿，促使膀胱平滑肌收缩功能暂时障碍，影响排尿。

(3)产妇疲倦，外阴部疼痛，不习惯床上解尿。

937.高危孕妇的范畴有哪些?

答：1.孕妇年龄＜16周岁或＞35周岁者。

2.有异常产科病史者，如流产、死胎、早产、新生儿死亡等。

3.有妊娠并发症者，如高血压、糖尿病、肝病，或合并前置胎盘、羊水过多或过少、胎盘功能不全者。

4.可能发生异常分娩：如多胎、胎位异常、骨盆异常等。

5.妊娠期接触大量放射线、化学性毒物或服用对胎儿有影响的药物等。

938.妊娠合并心脏病和妊高征孕妇易发早产的原因是什么？

答：妊高征和心脏病孕妇，特别当心力衰竭时，由于子宫充血、氧气不足、二氧化碳增加，刺激子宫收缩而引起早产。这类孕产妇的早产率为30%左右。

939.妊娠合并心脏病先兆心力衰竭的临床表现有哪些？

答：1.轻微活动后即有胸闷、气急及心悸。

2.休息时心率＞110次/min，呼吸频率＞20次/min。

3.半夜常有胸闷，需起床或到窗口呼吸新鲜空气。

4.尿量减少。

940.妊娠合并糖尿病对胎儿、新生儿有什么影响？

答：巨大儿发生率高，畸形儿发生率高，胎儿及新生儿死亡率高，故必须加以重视。

941.妊娠合并糖尿病对孕妇有何影响？

答：1.妊娠早期：由于胎儿不断从母血中摄取葡萄糖，使孕妇血糖水平略低于非孕期。早孕由于恶心、呕吐、食欲不振等使原有糖尿病的孕妇易发生低血糖，严重者易发生酮症酸中毒。

2.妊娠中、后期：随妊娠进展，体内各种内分泌激素如性激素、生长激素、肾上腺皮质激素、甲状腺素等分泌增加，胎盘分泌胎盘生乳素等，这些激素均有升高血糖的作用，胰岛素需要量增加时更易发生酮症酸中毒。

3.产褥期：胎盘排出，产妇全身内分泌逐渐复原，胰岛素需求量降低，易发生低血糖。

942.妊娠合并缺铁性贫血临床表现及预防措施有哪些？

答：1.临床表现：

(1)轻者：皮肤黏膜略苍白，无明显症状。

(2)重者：可有乏力、头晕、心悸、气短、食欲不振、腹胀、腹泻。皮肤粘膜苍白、皮肤毛发干燥、指甲脆薄以及口腔炎、舌炎等。

2.预防：

(1)鼓励进食含铁丰富的食物如：猪肝、鸡血、豆类等。

(2)妊娠4个月以后每日服用硫酸亚铁片0.3 g。

943.何谓异位妊娠？常见原因有哪些？

答：孕卵在子宫腔以外部位着床发育者，称为异位妊娠，又称“宫外孕”。常见原因：1.输卵管炎症。

2.输卵管手术史。

3.输卵管发育不良或功能异常。

4.辅助生殖技术。

5.避孕失败。

944.何谓前置胎盘？如何分类？

答：胎盘正常附着于子宫体部，如果附着于子宫下段或覆盖于子宫颈内口位置低于胎儿先露部，称为前置胎盘。按胎盘边缘和子宫颈口的关系，分为3种类型：

1.完全性前置胎盘：胎盘完全覆盖于宫颈内口，又称中央性前置胎盘。

2.部分性前置胎盘：胎盘部分覆盖于宫颈内口。

3.边缘性前置胎盘：胎盘附着于子宫下段，下缘达宫颈内口边缘，又称低置性前置胎盘。

945.何谓老年性阴道炎？其临床特点是什么？

答：老年性阴道炎常见于绝经后妇女，是由于卵巢功能衰退，雌激素水平降低，阴道上皮萎缩、变薄，上皮细胞糖原含量减少，阴道pH值上升，局部抵抗力下降，致细菌侵入引起。其主要临床特点：阴道分泌物增多，呈黄水样，严重者呈血样脓性白带，外阴瘙痒，阴道灼热、不适等。

946.何谓滴虫性阴道炎？护理要点有哪些？

答：1.滴虫性阴道炎是由阴道毛滴虫引起的一种常见阴道炎。滴虫不仅寄生于阴道，还侵入尿道或尿道旁腺，甚至膀胱、肾盂及男性包皮皱褶、尿道或前列腺。可通过直接传染（性生活）或间接传染（浴池、浴具、医疗器械等）发病。

2.护理：

(1)做好心理护理，使患者配合治疗。

(2)指导患者注意个人卫生，保持会阴部清洁、干燥，勤换内裤。

(3)外阴洗涤用具及衬裤给予隔离和煮沸消毒5 ~ 10 min。

(4)治疗前和治疗期不用公共浴盆及坐厕，避免性生活。

儿科护理（947～966题）

947.高热患儿的降温措施有哪些?

答：1.物理降温法：

⑴头置冰袋或毛巾冷敷或洗温水浴（水温34℃）。

⑵高热40℃以上者可用30%～50%乙醇擦浴。

⑶新生儿高热应松包被。

⑷夏季过热，置于空调房内。

2.药物降温法：

⑴6个月以下的婴儿，可用25%安乃近滴鼻（新生儿忌用）。

⑵1岁以上婴儿可用25%安乃近按10 mg/kg体重计算，做肌内注射。

⑶退热剂肛塞或口服退热药。

948.新生儿喂奶的护理有哪些?

答：1.喂奶前必须洗净双手，预防感染。

2.每次喂奶后头偏向一侧。

3.肺炎、先天性心脏病、气促等患儿，喂奶时应观察面色、呛咳等情况。如有呛咳，喂奶后应轻拍背部，排出吸入的空气，必要时给予吸氧。

4.夏日每日喂开水1～2次。

5.每次喂奶后应做好记录。

6.呛咳剧烈，吸吮能力差，胃、食管逆流或体重＜1 500 g的未成熟儿，采用鼻饲喂养。

949.新生儿的脐部护理有哪些?

答：保持脐带干燥清洁，避免大小便污染。注意观察脐部有无渗血、渗液、化脓，脐轮有无红肿等。如脐部有炎性分泌物时，先用3%过氧化氢溶液清洁，再用75%乙醇擦涂。

950.试述早产儿护理要点。

答：1.按新生儿护理常规。

2.体重低于2 000 g的早产儿，应放入暖箱（按暖箱操作常规护理）。

3.体重在1 000 g左右的患儿所用的一切布类用品需经消毒后使用。

4.吸吮能力差、喂奶后有呕吐或体重＜1500 g的未成熟儿，应采用鼻饲和滴管喂养。

5.喂哺时易发绀的患儿，可在喂哺前后给予氧气吸入。

6.给氧方式采用头罩吸氧，或提高箱内氧浓度等。

7.每周测体重2次。

8.预防感染，应严格消毒隔离，护理患儿前后都应洗净双手。

951.新生儿肺炎的观察要点有哪些?

答：1.观察有无嗜睡、精神萎靡、烦躁不安，昏迷、惊厥、呼吸不规则等神经系统的症状，并及时处理。

2.观察有无面色苍白、烦躁、气急加剧、心率加速、肝脏在短期内急剧增大等心力衰竭表现；护士应熟悉洋地黄类药物治疗的剂量及使用注意事项。

3.观察呼吸频率、节律、深浅度的改变，如发现有双吸气、呼吸暂停等中枢呼吸衰竭的危象，应及时与医生联系，并处理。

952.婴儿腹泻的补液原则是什么?

答：补液是治疗婴儿腹泻的重要措施，必须严格执行补液计划，保证输液量的准确。掌握补液速度和补液原则，应先快后慢、先盐后糖、见尿补钾。

953.哮喘患儿用药注意事项有哪些?

答：1.应用肾上腺皮质激素时，不能静脉直接注入，须用10%葡萄糖溶液稀释5倍左右后静脉滴注，速度不宜过快，并观察面色、心率、恶心、呕吐等。

2.用喷雾吸入器吸入者，药液不宜过多、过频吸入，或遵医嘱。

3.应用氨茶碱宜稀释后静脉滴注，并密切观察用药反应，如滴速过快，可致心肌过度兴奋，而发生心悸、惊厥、血压骤降等严重反应。

954.急性肾炎病情观察要点有哪些?

答：1.密切观察并发症，如患儿出现烦躁、喘憋、不能平卧、头痛、眩晕、呕吐、尿少等症状时，应警惕有无心力衰竭、高血压脑病、急性肾衰竭的发生，应立即报告医生并及时处理；

2.观察降压药的疗效。应用利血平肌内注射时，应及时复测血压，因此药可致患儿鼻塞、嗜睡、面红、直立性低血压等，在护理时应嘱患儿缓慢起床或站立。

955.血液病患儿预防感染的护理要点有哪些?

答：1.严格执行无菌操作原则。

2.注意患儿皮肤清洁，严防破损，保持会阴、肛周清洁，对白细胞降低者每日用1∶5 000高锰酸钾溶液坐浴，防止感染和脓肿发生。

3.加强口腔护理，每餐饭后漱口，按医嘱可用0.05%氯已定或复方硼酸溶液口腔护理等。

956.试述佝偻病发生的原因。

答：主要是日光照射不足，影响内源性维生素D的产生；喂养不当、维生素D摄入不足；食物中钙磷比例不当；生长迅速以及疾病的影响，尤其是肝肾疾病、慢性腹泻等，均可以促成佝偻病的发生。

957.洋地黄类药物治疗的护理观察有哪些?

答：1.严格按时间及剂量给药，在饭前口服，以免呕吐。

2.用洋地黄药前须用听诊器听心率及心律（1min），并做好记录。儿童心率<60次/min、婴幼儿心率<100次/min、新生儿心率<120次/min应与医生联系后再决定是否用药。

3.洋地黄达到疗效的主要指标是：心率减慢，气促改善，肝脏缩小，尿量增加，情绪稳定、安静。

4.密切观察洋地黄毒性反应，如恶心、呕吐、食欲减低等胃肠道症状，嗜睡、昏迷、视力模糊、黄视、绿视等神经系统症状，以及有无心律失常，如早搏、心动过缓等，应及时报告医生。如在用洋地黄的同时需应用钙剂时，应间隔4～6 h。

958.小儿惊厥紧急抢救措施有哪些?

答：平卧，头转向一侧，解开衣领口；压舌板包以纱布，塞于上、下臼齿间；清除呼吸道分泌物，保持呼吸道通畅；氧气吸入；针刺人中和应用止痉药物。

959.水痘疹子有什么特点?

答：全身皮肤黏膜成批出疹，斑丘疹、丘疹、疱疹和结痂同时存在，皮疹呈向心性分布。

960.试述急性肾炎的健康教育。

答：1. 定期进行尿常规检查，以了解病情。

2. 3～6月个内不宜进行剧烈活动，至尿沉渣计数正常为止，待红细胞沉渣率正常或接近正常方可上学。

3. 避免受凉，防止感冒。

4. 注意皮肤清洁，防止皮肤感染，及时彻底治疗扁桃体炎、猩红热、脓疱病等疾病。

961.简述急性肾炎常见并发症及临床表现。

答：1.急性充血性心力衰竭：患儿尿量减少，水肿加重，随之出现呼吸急促、心率加快、烦躁不安，年龄较大患儿可出现腹痛、胸闷等。

2.高血压脑病：血压上升、头痛、眼花、恶心、呕吐，严重者可出现惊厥等。

3.急性肾功能衰竭：出现尿少或尿闭、暂时性氮质血症、高血钾及代谢性酸中毒。尿少明显者尿量≤250 ml/24 h，提示病情严重。

962.何谓法洛四联症？

答：法洛四联症是指肺动脉狭窄（多在漏斗部）、室间隔缺损、主动脉骑跨、右心室肥大。

963.何谓肾病综合征？其临床特征是什么？

答：肾病综合征是由多种原因引起肾小球基底膜通透性增高、大量血浆蛋白从尿中丢失导致一系列病理生理改变的一种临床综合征，其临床特征为大量蛋白尿，低蛋白血症，高脂血症和不同程度的水肿。

964.试述小儿缺锌的临床表现及预防。

答：1.临床表现：患儿面色苍白，贫血，头发稀黄，缺乏光泽，食欲差，严重者厌食或表现有异嗜癖，如吃泥土等。有的生长发育缓慢，或有复发性口腔溃疡、指端皮炎等。

2.预防：鼓励母乳喂养，合理人工喂养，及时添加含锌量较多的辅食，如鱼、瘦肉、肝、肾、蛋及乳制品，水生贝壳类、坚果类食品等。

965.小儿呼吸道疾病易发呼吸衰竭的原因有哪些？

答：1.小儿支气管腔相对狭窄，管壁富有血管和淋巴组织，纤毛发育差，清除分泌物能力低，一旦炎症发生，使支气管进一步狭窄，甚至堵塞，发生阻塞性肺气肿，或局限性肺不张。

2.小儿呼吸的潜在力量差，各项呼吸功能储备能力较低。

3.小儿呼吸调节功能差。

966.试述婴儿脱水临床分度及表现。

答：一般分为轻、中、重三度。

1.轻度脱水：失水量约占体重的5%。

表现：精神稍差，皮肤稍干，弹性稍低，眼窝、前囟稍凹陷，口腔黏膜稍干，尿量稍减，哭时有泪。

2.中度脱水：失水量约为体重的5%~10%。

表现：精神萎靡，皮肤干燥、弹性差，捏起皮肤皱褶展开缓慢，眼窝和前囟明显凹陷，口腔黏膜干燥，四肢稍冷，尿量减少，哭时少泪。

3.重度脱水：失水约占体重的10%以上。

表现：精神极度萎靡，表情淡漠，昏睡或昏迷，皮肤明显干燥，弹性极差，捏起皮肤皱褶不易展开，眼窝和前囟深陷，眼睑不能闭合，哭时无泪，口腔黏膜极干燥，血容量减少，可出现低血容量性休克，皮肤发花，脉细速，血压下降，四肢厥冷，心音低钝，尿量极少或无尿，四肢厥冷等症状。

口腔科和皮肤科护理（967~980题）

967.龋病发生的原因及预防措施有哪些？

答：龋病是由细菌、宿主、食物与时间共同作用造成的。其中细菌是主要致病因素，同时又受其他3个因素的影响，必须同时存在方能致龋。预防：增加宿主的抗龋能力、消除致龋细菌生长的环境、限制食糖。

968.如何鉴别急性化脓性腮腺炎和流行性腮腺炎？

答：1.病史：急性化脓性腮腺炎常在机体抵抗力差或慢性腮腺炎基础上发生，而流行性腮腺炎可有传染接触史，多见于儿童。

2.病原体不同：急性化脓性腮腺炎是细菌感染，而流行性腮腺炎是病毒感染。

3.肿胀部不同：急性化脓性腮腺炎常为单侧，腺体肿大、胀痛，进食时加重。流行性腮腺炎常累及两侧，腺体肿大，疼痛较轻。

4.导管口：急性化脓性腮腺炎导管口充血、肿胀、有脓液排出。流行性腮腺炎导管口无明显充血，无脓性分泌物。

5.血象：急性化脓性腮腺炎中性粒细胞增高，核左移。流行性腮腺炎血中白细胞和淋巴细胞不增高，血清淀粉酶急剧增高。

969.简述颌面手术后的饮食护理。

答：1.颌骨骨折或颌骨肿瘤切除术后、口腔内有游离皮瓣、腭裂修补术患者，需较长时间进流质饮食。调配时需计算热量和钾、钠及各种维生素。

2.术后张口受限者、口腔内有创面者、腭裂术后第3周进半流饮食。

3.口腔手术恢复阶段以及腭裂手术第5周，开始进软食，并注意口腔卫生。

970.颌面部软组织炎症的护理措施有哪些?

答：1.按医嘱执行消炎治疗。

2.局部外敷。以消炎、散肿、止痛等中药为主，促使病灶消散吸收或脓肿局限化。

3.如脓肿形成，切开排脓，放置多孔引流条时，应保持引流通畅，勤换药，取半卧位，作伤口冲洗。

4.如脓肿范围扩大，影响呼吸功能时，要及时做好气管切开的准备，切开后按气管切开常规护理。

5.鼓励患者多进营养丰富的食品，增加机体抗病能力，维持水、电解质平衡。

971.下牙龈癌术后对出血和负压引流的观察要点有哪些?

答：1.术后24 h内引流量超过200 ml或短时间内有大量血液出现时，应通知医生及时处理。

2.引流量色泽应由深至浅，量由多至少，3～5 d后引流量＜20 ml，即可拔出引流管。

3.如术后引流量未减少，出现淘米样混浊液，说明有乳糜瘘形成，应立即拔管，局部加压。

4.倾倒负压引流液时，应注意无菌，记录引流量及性质。

972.舌再造术患者的健康指导要点有哪些?

答：1.出院后注意营养和休息。

2.加强颈部运动，进行上臂、肩部及舌功能锻炼，如伸舌，上下左右摆动，使功能早期恢复。

3.门诊随访。

4. 1个月后坚持语言训练。

973.简述皮肤的组织结构和功能。

答：皮肤是由表皮、真皮和皮下组织组成，具有丰富的血管、淋巴管和神经，并有汗腺、皮脂腺、毛发、指（趾）甲附属器。皮肤的功能主要有：保护作用、调节体温作用、分泌和排泄作用、渗透和吸收作用、感觉作用、代谢和免疫作用。

974.常见的皮肤病忌食有哪些?

答：1.变态反应性皮肤病，如湿疹、荨麻疹等，忌海产品、酒类以及酸、辣、辛等刺激性强的食物。

2.神经性皮炎：忌酸、辣、辛等食物和酒类。此类食物由于有刺激作用，可引起血管扩张，使全身发热，引起皮肤瘙痒。

3.疱疹性皮炎：忌谷胶（麸类）食品，因为疱疹性皮炎患者对谷胶过敏，食后病情加重。

975.头面部带状疱疹的护理措施有哪些?

答：1.应卧床休息，为防止水疱压迫可取健侧卧位。

2.局部避免搔抓，以免水疱破裂，发生继发感染。

3.当头面部皮疹为红斑、丘疹或小水疱时，外用硫磺炉甘石洗剂一日多次，使用前将药液摇匀。

4.头皮有皮损时，剪去局部头发，用0.5%新霉素药膏外涂，要保持创面清洁，预防感染。

5.当三叉神经（眼支）受累时，要做好眼部护理，可用疱疹净眼药水和地塞米松眼药水交替滴眼，每日多次，晚上涂眼药膏，及时清除眼分泌物。

6.如疼痛剧烈，按医嘱使用止痛剂，做好心理护理。

976.如何选择皮肤外用药剂型?

答：1.粉剂：具有保护、散热、收敛作用，用于急性或亚急性皮炎等渗液的创面。

2.悬浊液（水粉剂）：具有散热、消炎、收敛、安抚作用，用于急性或亚急性皮炎，而无明显渗出液的创面。

3.溶液：具有清洁、散热及消炎作用，用于急性皮炎伴大量渗液或继发感染时。

4.乳剂：具有保护、湿润、软化痂皮及消炎作用，用于亚急性、慢性皮炎或瘙痒症。

5.软膏：具有润肤、软化痂皮及保护作用，主要用于慢性皮炎、过度角化及溃疡等。

6.糊剂：具有保护、收敛、消炎及软化痂皮等作用，主要用于亚急性皮炎，且伴糜烂或少量渗液时。

7.搽剂：具有消炎、止痒及杀菌作用，用于瘙痒性、急性、慢性皮炎。

8.涂膜剂：具有保护作用，且可使药物密切接触皮肤创面，药效持久，主要用于慢性皮炎。

977.光感性皮肤病的护理要点是什么?

答：1.采取切实的防范措施，尽量减少或避免日光直接照射，病室装避光帘。

2.避免在烈日下从事室外活动，外出可戴宽边帽，穿长袖衣，或涂皮肤防光剂。

3.针对不同患者做相应检查处理，如多形性光敏疹患者需作光试验，内服氯喹等抗光感药物，对怀疑卟啉病患者作血、尿卟啉测定等。

4.对使用皮肤防光剂者，应做必要的皮肤光试验，了解其对光敏感情况，选用合适的药物和剂量。

978.浅部真菌病的护理要点是什么?

答：1.做好消毒隔离工作，用物分开使用，患者衣服、鞋袜、帽子和手套，应勤换洗、消毒。

2.有头癣者需同时服用灰黄霉素外，其他均以涂癣药水或药膏为主进行治疗，须向患者解释清楚，治疗成败的关键是坚持涂药。

3.为预防复发再感染，除彻底治疗自身癣病外，应动员家属同时治疗。

4.有糖尿病、长期服用抗生素及皮质激素等患者易诱发真菌感染，应加强防范。

979.重症药疹病情观察要点有哪些?

答：1.由于药疹及激素均可致消化道黏膜损害、出血，因此应观察大便是否正常，有无胃肠道症状，酌情作大便隐血试验。

2.密切观察体温、心率等变化。

3.注意观察有无呼吸困难或呼吸道阻塞。

4.注意观察用药反应。

5.观察皮疹有无好转或加重，治疗中有无反跳及再次过敏等。

6.注意水、电解质平衡，记24 h出入量，合理安排补液。

980.试述艾滋病及传播途径。

答：艾滋病又称获得性免疫缺陷综合征（AIDS），由人类免疫缺陷病毒（HIV）引起。传播途径是艾滋病患者及人类免疫缺陷病毒携带者，可通过性生活传播、血液传播、母婴传播及医护人员与患者接触传播。其潜伏期6个月至5年，甚至更长。

耳鼻喉科护理（981～990题）

981.鼻窦有哪几对？各开口何处？

答：有上颌窦、筛窦、额窦、蝶窦四对。

上颌窦开口于中鼻道，筛窦前组开口于中鼻道，后组开口于上鼻道；额窦开口于中鼻道，蝶窦开口于蝶筛隐窝。

982.婴幼儿的咽鼓管特点是什么？

答：婴幼儿咽鼓管较软且短，管腔较宽，位置较为水平，鼻咽部开口与鼓室开口几乎在同一水平面，狭窄部位不明显，是中耳炎好发的解剖因素。

983.简述耳滴药法的目的及注意事项。

答：1.目的：软化耵聍、清洁外耳道、取外耳道各种异物及治疗耳疾病。

2.注意事项：

⑴滴药温度应接近体温，以免刺激迷路引起眩晕、恶心等不适。

⑵滴药时将外耳道按一定方向拉直，成人向后上方牵拉，小儿向后下方牵拉。

⑶如双耳均须滴药，应滴完一侧后间隔数分钟再滴另一侧。

⑷软化耵聍滴药后3～4 d取出，不宜双侧同时进行。

984.简述鼻滴药法目的及注意事项？

答：1.目的：预防和治疗感染，收缩黏膜血管，保持鼻腔通畅，润滑鼻腔，止血，小儿退热，治疗鼻窦疾病等。

2.注意事项：滴药后嘱患者勿擤鼻，并注意滴管勿接触患者鼻孔以防污染药液，治疗用药注意观察药效及反应。

985.急性中耳炎的局部症状有哪些？

答：1.耳痛：常为深部胀痛或搏动性跳痛，疼痛可向咽部或同侧颞顶部放射，严重时可伴有耳后压痛感，流脓后耳痛即缓解。

2.听力障碍可伴耳鸣。

3.鼓膜穿孔后出现耳流脓，初为浆液性或浆液血性，后为黏液性或脓性。

4.检查可见鼓膜紧张部穿孔，分泌物可呈闪光样搏动涌出。

986.化脓性中耳炎的并发症有哪些?

答：1.颅外并发症：

(1)急性乳突尖及耳后骨膜下脓肿。

(2)颈深部脓肿。

(3)耳源性面神经麻痹。

(4)迷路炎。

2.颅内并发症：

(1)耳源性脑膜炎。

(2)乙状窦栓塞性静脉炎。

(3)耳源性脑脓肿。

987.简述急性扁桃体炎的临床表现。

答：1.起病急、畏寒、高热可到39℃以上。

2.头痛、乏力、食欲不振、全身酸痛。

3.局部症状：咽痛，吞咽或咳嗽时疼痛加剧，严重者可出现吞咽困难，甚至因痛而拒食，疼痛可向耳部放射。

4.幼儿可出现哭闹、流涎、口臭。

988.耳源性颅内并发症的观察要点有哪些?

答：1.严密观察体温、脉搏、呼吸、血压、瞳孔及意识变化，并做好记录。若呼吸、脉搏变慢，体温低于正常，表情淡漠，嗜睡等，提示有脑脓肿形成的可能。

2.严密观察瞳孔及眼球运动的变化，若瞳孔缩小或扩大、眼球固定、眼睑下垂、血压突然上升，提示可能发生脑疝。

3.若患者出现寒颤、高热40℃以上、弥漫性头痛、呕吐、烦躁不安，甚至谵妄、抽搐、昏迷等，提示可能发生耳源性脑膜炎。

4.若患者出现高热、寒战、脉速、全身出汗继而体温下降等败血症症状，提示可能并发横窦炎、横窦周围脓肿。

出现上述情况，应立即报告医生，积极进行抢救。

989.气道异物取出术后的护理要点是什么?

答：1.首先要了解异物是否全部取出，术中有无出现异常，如窒息、喉水肿等，术中有无应用地塞米松等药，以利观察。

2.术后24 h内卧床休息，注意安静，尽量少讲话，避免患儿哭闹，以防引起并发症。

3.严密观察呼吸，注意有无喉头水肿、气胸、纵隔气胸、肺不张等，发现异常，应及时与医生联系。

990.为什么鼻前庭疖不能挤压?

答：外鼻静脉汇入静脉后，上部分经内眦静脉、眶上静脉、眶下静脉至颅内海绵窦，且面部静脉内无瓣膜，血液可上下流通。因此，挤压鼻前庭疖肿，使炎症扩散，可引起颅内海绵窦感染或其他严重的颅内并发症。

眼科护理（991～1 000题）

991.洗眼法的注意事项有哪些?

答：1.冲洗液温度要适当，可用腕内侧皮肤试温。

2.壶嘴与眼距离不能太近，以免污染；也不能太远，以免压力太大。但对化学烧伤应有一定的冲力，距离可远些。

3.穿通伤及角膜溃疡者不可冲洗，以免将结膜囊内的异物、细菌及分泌物冲入眼内。

4.小儿洗眼应取仰卧位，头部仰放在操作者两腿之间，固定头部便于冲洗。

5.对传染性眼病冲洗时，不能将冲洗液流入健眼，使用过的器皿必须严格消毒。

992.简述热敷法的物理作用和适应证。

答：热敷使局部血管扩张，解除淤滞，促进血液循环和新陈代谢，增强局部抵抗力和营养，便于炎症消退，并有止痛作用。适用于急、慢性炎症，如睑腺炎、急性泪囊炎、虹膜睫状体炎以及眼球眼眶炎，但出血和化脓性眼疾忌用。

993.简述睑腺病及病因。

答：睑腺病包括外睑腺炎（又称麦粒肿）和睑板腺囊肿（又称霰粒肿）。

眼睑炎又分为：内眼睑炎和外眼睑炎（又称麦粒肿）。

病因：是由葡萄球菌感染引起的急性化脓性炎症。霰粒肿由于睑板腺排出管受阻，分泌物滞留，刺激周围组织形成慢性炎症性肉芽组织。

994.滴眼药水的注意事项有哪些?

答：1.操作前洗净双手，防止交叉感染，双眼滴入应先滴健侧后滴患眼。

2.严格执行查对制度，尤其是对散瞳、缩瞳、腐蚀性药物一定要定点放置，严防错放、错取、错用。

3.操作时动作要轻柔，不要给眼球施加压力，以免眼球穿孔，对外伤和角膜溃疡者尤其注意，药水切勿直接滴在角膜上。

4.同时滴2种以上药水时，每种药水须隔2～3 min，应先滴眼药水后涂眼药膏，先滴刺激性弱的药物，再滴刺激性强的药物。

5.滴药时注意观察药物过敏及药物之间的反应，滴毒性药水、阿托品、毒扁豆碱等，滴药应用棉球压迫泪囊部2～3 min，防止药水从泪囊至鼻腔吸收中毒。

6.滴管勿倒置，以免药水倒流污染，避免滴管接触手指、眼睑、睫毛以及瓶口，滴混悬药时应摇匀再用。

995.白内障术后护理要点有哪些?

答：白内障是透明的晶状体囊受损害或晶状体蛋白质发生改变，使晶状体变混浊。

术后护理：

1.术眼戴金属眼罩，以免误伤术眼。

2.嘱患者勿揉眼，以防前房出血。

3.注意术后感染，术后2～3 d内眼睛不适、持续疼痛或有低热、头痛、呕吐等，应及时与医生联系。

4.如有前房出血，患者应取半卧位，并使用止血药，减少并发症。

5.高龄、高血压、心脏病患者，术后须注意观察全身情况。

6.全麻者按全麻术后护理常规护理。

996.何谓青光眼?青光眼的主要体征有哪些?

答：青光眼是一种眼压病理性升高或视乳头血流灌注不良合并视功能障碍和眼组织损害的致盲性眼病。主要体征：眼压升高（正常眼内压1.30～2.80 kPa，即10～21 mmHg），视乳头萎缩及凹陷，视野缺损及视力下降。

997.青光眼患者日常生活中注意事项有哪些?

答：1.生活要有规律，劳逸结合，避免情绪波动。兴奋、忧郁、激动、劳累等可诱发急性发作。

2.不宜在暗室和暗环境下逗留，以免瞳孔扩大、虹膜后退、眼压升高。

3.睡眠时枕头适当垫高，避免长时间低头、弯腰，以免头部淤血引起眼压升高。

4.多食蔬菜，禁烟酒、浓茶、咖啡、辛辣等刺激性食品等，不可暴饮暴食。

5.禁用散瞳剂，慎用口服或注射阿托品颠茄类药物，眼压高时不能随便应用止痛剂。

998.视网膜剥脱复位术后患者健康指导要点有哪些?

答：1.术后3个月内不做低头动作。

2.半年之内避免剧烈体育活动及强体力劳动。

3.保持大便通畅，不用力排便。

4.根据医嘱定时随访。

999.简述化学性眼外伤及其处理。

答：1.化学性眼外伤是因酸、碱等化学物质引起的眼部损伤，致伤的程度与化学物质的性质、浓度、压力、接触的时间、面积以及是否及时抢救有密切的关系。

2.处理：

(1)致伤后伤眼应分秒必争地彻底冲洗，可就近用自来水、井水、河水等， 将面部浸入水中反复做瞬目运动，如有固体物质存留结膜囊内应先彻底清除。

(2)球结膜做放射状切开，用生理盐水反复冲洗，冲洗液不超过1 000 ml。

(3)碱性化学物外伤用维生素C注射，酸性化学物外伤用磺胺嘧啶钠溶液作球结膜下注射。

(4)用1%阿托品扩瞳，每日3次，以防虹膜粘连，及时清除坏死组织。局部应用抗生素药水和药膏，预防感染。

1 000.结膜病临床上如何分类?

答：结膜病是目前常见的眼病，特别是结膜炎更为多见，具有传染性或流行性。临床可分为细菌性、衣原体性、病毒性、变态反应性、真菌性结膜炎。

1.急性分泌性结膜炎是细菌感染引起的常见的传染性眼病，又称“红眼病”，是由杆菌、肺炎双球菌、葡萄球菌感染引起。

2.沙眼是沙眼衣原体感染引起的慢性传染性结膜炎，可同时侵犯角膜和结膜，病程长，青少年多发。

3.病毒性结膜炎是病毒引起的流行性很强的眼病，传染源是被污染的洗脸用具或游泳池，水是传播媒介。

4.变态反应性结膜炎是某种过敏源致敏引起，又称过敏性结膜炎，好发于春季，空气中游离花粉等过敏物质引起，体质差者易发。

5.淋菌性结膜炎是由淋球菌感染引起，一种极为剧烈的急性化脓性结膜炎，成人的自身或他人阴道分泌物引起，婴儿则由母亲阴道分泌物感染。